中国计生协婴幼儿照护服务示范创建项目经费资助
中央财政支持普惠托育服务发展示范项目经费资助

儿童科学就医系列

儿童外科常见健康问题

苏州大学附属儿童医院 | 组织编写

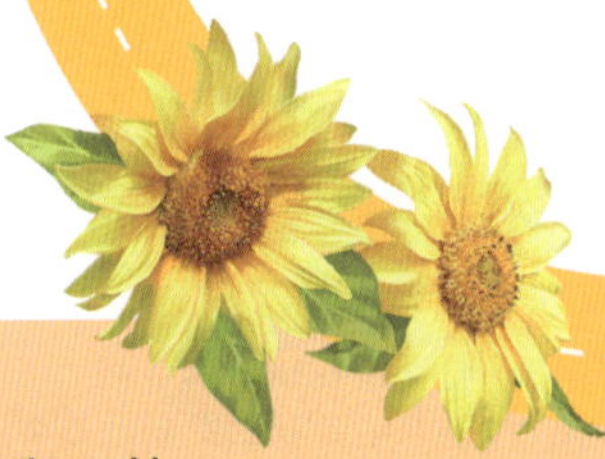

主　编　张　芳
主　审　姚文英
副主编　朱振洪　李　静　梁培荣
编　者　（按姓氏笔画排序）
王　蕊　朱振洪　江文婷　李　静　杨婷婷　张　芳　张　莉
金文宜　周云凤　赵亚妮　陶　专　常丽君　康　娜　梁培荣

人民卫生出版社
·北　京·

图书在版编目（CIP）数据

儿童外科常见健康问题 / 苏州大学附属儿童医院组织编写. -- 北京 ：人民卫生出版社，2025. 11.（儿童科学就医系列）. -- ISBN 978-7-117-37396-8

I. R726-44

中国国家版本馆 CIP 数据核字第 2025HQ5090 号

儿童科学就医系列

儿童外科常见健康问题

Ertong Kexue Jiuyi Xilie

Ertong Waike Changjian Jiankang Wenti

组织编写： 苏州大学附属儿童医院
出版发行： 人民卫生出版社（中继线 010-59780011）
地　　址： 北京市朝阳区潘家园南里 19 号
邮　　编： 100021
E - mail： pmph @ pmph.com
购书热线： 010-59787592　010-59787584　010-65264830
印　　刷： 北京盛通印刷股份有限公司
经　　销： 新华书店
开　　本： 710 × 1000　1/16　**印张：** 12
字　　数： 160 千字
版　　次： 2025 年 11 月第 1 版
印　　次： 2025 年 12 月第 1 次印刷
标准书号： ISBN 978-7-117-37396-8
定　　价： 65.00 元

《儿童科学就医系列》

编写委员会

总主编 汪 健 吕海涛 王晓东

总主审 姚 炜 唐叶枫 阐玉英 丁 胜

编 委（以姓氏笔画为序）

王 梅 王红英 毛晨梅 史晓燕 冯柯红 朱振洪
朱慧娥 杜 娆 巫 瑛 李 静 杨小慧 张 芳
陆双泉 陈 艳 金慧臻 周万平 周雪梅 赵兴贺
闻 芳 姚红英 钱 华 盛 茂 盛晓郁 梁培荣
窦训武 樊明月

总 序

在当今这个信息爆炸的时代，如何获取科学、准确的医疗知识，是每个家庭尤其是每位家长不可回避的重要课题。面对儿童健康问题，家长既是第一时间的观察者，也是关键的决策者。然而，医学知识的复杂性与儿童健康的特殊性，使得许多家长在面对孩子的健康问题时感到无助甚至焦虑。基于此，苏州大学附属儿童医院怀着对儿童健康事业的责任与热忱，特别策划并组织编写了这套《儿童科学就医系列》科普丛书。

儿童不是成人的缩小版，他们在生理发育、免疫系统以及心理成长等方面都独具特点。这决定了儿童疾病的诊断与治疗需要更加专业化和精细化的应对，而这种专业性常常超出普通家庭的认知范围。家长们一方面需要了解常见疾病的预防和护理，另一方面也需掌握科学就医的基本原则，以便在关键时刻作出明智的选择。

《儿童科学就医系列》汇聚了多位国内顶尖儿科专家的研究与实践智慧，力求以科学严谨、通俗易懂的方式，为家长提供一份权威、实用的健康指南。这套丛书的内容覆盖了儿童成长的每一个阶段，从新生儿到青春期，涵盖了常见疾病的预防与处理方法，同时也详细介绍了健康管理、疫苗接种、心理发展和营养支持等方面的内容。这些知识不仅能帮助家长理解孩子的生理特点和疾病表现，还能有效提升家庭健康管理的能力。

尤其值得一提的是，这套科普丛书秉承“预防胜于治疗”的核心理念，不仅为家长提供了如何应对疾病的指导，还特别强调了日常健康管理的重要性，例如均衡饮食、适量运动、规律作息和心理健康等。通过这些科学的生活方式指导，家长们可以帮助孩子建立并养成健康的生活习惯，从根本上减少疾病的发生。

在互联网时代，各种真假难辨的健康信息扑面而来，这套科普丛书的编写始终坚持基于最新的医学研究成果，同时提醒家长以理性和批判的态度面对医疗信息，避免轻信谣言或盲从偏方。

愿这套《儿童科学就医系列》科普丛书成为每位家长守护孩子健康的得力助手，成为每个家庭信赖的常备书。我们相信，当科学的光芒照亮每一位家长的认知，也必将为孩子们的健康成长铺就更加坚实的道路。

让科学与爱同行，为每一个孩子的未来保驾护航！

中国工程院院士

2025 年 1 月

总前言

随着社会的进步和健康意识的提升，家长对于孩子健康的关注也日益增加。然而，在面对儿童疾病时，许多家长往往因为缺乏医学知识而感到困惑和无助。为了帮助广大家长更好地理解儿童常见病的症状、诊断与治疗，指导家长正确应对孩子的健康问题，促进家庭与医疗机构之间的有效沟通，《儿童科学就医系列》应运而生。

儿童科学就医，不仅关乎疾病的准确诊断与及时治疗，更关系到儿童身心的健康成长。《儿童科学就医系列》从儿童就医的实际需求出发，系统介绍了儿童就医的各个环节和注意事项。从如何选择医院、科室，到就医过程中的沟通技巧、注意事项；从常见疾病的预防、识别，到科学规范的诊断、治疗，本套科普丛书均进行了详尽的阐述。

在编写过程中，我们特别注重内容的科学性、实用性和可读性。我们邀请了多位在儿童医学和护理领域具有深厚造诣的专家学者，结合他们丰富的临床经验和研究成果，共同打造了《儿童科学就医系列》这套科普丛书。同时，我们还采用了通俗易懂的语言和生动的案例，力求让每一位家长都能轻松掌握儿童科学就医的精髓。

《儿童科学就医系列》不仅是一套儿童就医的实用手册，更是一套传递健康理念、提升健康素养的科普读物。我们希望通过这套科普丛书，能够引导家长们树立正确的就医观念，增强科学就医的意识和能力，让儿童在健康的环境中茁壮成长。

当然，医学是一个不断发展和进步的领域，儿童就医的知识和技术也在不断更新和完善。因此，我们在《儿童科学就医系列》这套丛书中介绍的只是当前阶段相对成熟和可靠的内容，并不代表未来不会有新的突破和发现。我们鼓励家长们在阅读学习本套科普丛书的同时，也要关注医学领域的最新动态，为儿童的健康保驾护航。

最后，衷心感谢所有参与《儿童科学就医系列》编写和审校的同仁们，是你们的辛勤付出和无私奉献，才使得这套科普丛书能够顺利面世。同时，我们也衷心希望这套科普丛书能够得到广大家长的喜爱和认可，为儿童的健康成长贡献一份力量。

《儿童科学就医系列》编委会

2025 年 1 月

前　言

苏州大学附属儿童医院从 1959 年的一幢“小洋楼”，发展到现在一体多院的规模和格局，承载着几代人砥砺奋进、继往开来的品格和精神。这 60 余年中，苏州大学附属儿童医院的片片方砖，记载了医疗技术的飞速发展、育儿理念的不断转变。小儿外科学的飞速发展和小儿外科护理学的不断进步，使罹患外科疾病宝宝的康复效果和生活质量不断提高。但是，广大读者也因缺乏对小儿外科疾病的必要了解，在疾病认知、术后护理及康复等方面还存在着诸多疑问，不利于宝宝康复。为此，苏州大学附属儿童医院组织小儿外科的医疗、护理专家撰写了本书，奉献给广大读者。

本书贴近生活，对小儿外科疾病的基础认知和各种保守治疗方法有独到见解；对术后护理、饮食指导、康复治疗等方面进行了通俗讲解，并提出了具体指导意见。本书语言通俗易懂，指导性强，将专业知识以科普的写作方式融入全书，涵盖范围广，问题详尽。我们也借此书，希望引起更多人对小儿外科疾病的重视，共同促进孩子的健康成长。

在本书编写过程中，诸多领导和专家建言献策，在此，对热情支持和帮助此次编印工作的各位领导和专家表示衷心感谢！

我们衷心希望这些知识能够为家庭育儿排忧解难，庇护孩子们健康、茁壮成长。由于时间仓促，本书难免存在不够完善或有不当之处，敬请读者批评指正。

编　者

2025 年 1 月

目录

第一章

第二章

第三章

骨科疾病篇 ……061

第四章

第五章

第六章

第七章

第一章

基础篇

第一节 疼痛

1. 不同年龄的宝宝是怎么表现疼痛的

疼痛是常见的一种躯体不适状态，当然也包括不同年龄段的宝宝。成人和稍大年龄的儿童，可以用语言比较准确地描述疼痛，但是，婴幼儿无法用语言来表达。那么，哪些表现要考虑宝宝是有疼痛呢？

（1）新生儿：①心率和呼吸增快。②肤色苍白、恶心、呕吐、张口、出汗、瞳孔扩大，这些表现是交感神经兴奋所致，持续时间短，易于发现和观察。③面部表情、哭声、粗大运动及行为（如睡眠和食欲）的改变。④新生儿疼痛面容，表现为皱眉、挤眼、鼻唇沟加深、张口，是比较可靠的疼痛提示，且持续时间长。⑤哭声反映新生儿的生理状态，但早产儿无疼痛时很少哭，即使受到疼痛刺激哭闹时间也短；危重儿因能量衰竭而少哭。

（2）婴儿：婴儿疼痛时其哭声、面部表情、躯体活动和心率都会改变，其中面部表情与疼痛的关系最为密切。受到疼痛刺激时有几种面部表情：皱眉、挤眼、鼻唇沟加深、张开嘴唇、口垂直或水平张大、噘嘴、缩舌和下颌抖动。同时疼痛刺激时婴儿哭声的频率、声调与受惊、发怒时不同。

（3）儿童：1 岁以上的儿童对疼痛的反应强烈，疼痛发生后常伴有较强烈的生理生化变化，如呼吸加快、心跳加速等。儿童疼痛时常用夸张的行为表现来引起人们的同情和注意。但另一方面，又对疼痛的回避性强，小儿为避免注射、吃药或住院等带来的不适，有时故意隐瞒疼痛，不向医护人员或家长陈述疼痛。有的儿童以某种姿势回避某些动作来防止或减轻疼痛，这种回避行为常引起斜颈、跛行等异常姿势。

2. 宝宝出现什么样的疼痛需要及时就医

孩子出现以下疼痛时，需尤其注意：①不明病因的疼痛；②持续、反复发生的疼痛和影响日常生活的疼痛，比如影响饮食、睡眠、情绪等；③原有疼痛性质发生变化；④创伤性疼痛；⑤出现以前没出现过的疼痛症状。⑥突然出现的疼痛往往是感染、肿瘤、创伤的表现，由医生根据体检和检查的情况，推断疼痛的性质，提供合理的处理方法，以免耽误病情。

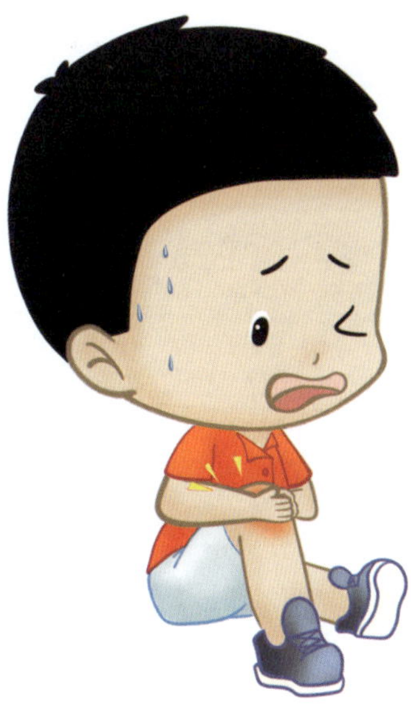

家长需要了解引起宝宝疼痛的常见疾病的特点，以提高警惕，及时就医，不至于延误病情。感染性疾病，如体表软组织感染，可存在感染部位的红、肿、热、痛；急性阑尾炎，可表现出腹痛部位的转移变化，最终最痛的部位转移到右下腹；腹部脏器疾病，如肠梗阻引起的疼痛，腹部持续的绞痛，伴有腹胀、呕吐等症状；婴幼儿肠套叠，常表现为阵发性哭闹，伴有呕吐、精神萎靡、果酱样血便等；肿瘤性疾病，如反复的头痛，可伴有呕吐、步态不稳等，需排除脑部肿瘤；肢体的夜间疼痛，除了生长痛，也需排除骨骼肿瘤的可能。

总之，临床医生相信，儿童是不会装病的，人体出现疼痛，一般都是有原因的，需要到专业医疗机构就医，以便及早诊断和治疗。

第二节 意外伤害

1. 如何尽可能避免居家儿童发生意外伤害

现有资料显示，国内外每年发生儿童创伤的人数众多，且儿童创伤是导致儿童死亡和儿童伤残的首要因素，占全球儿童死亡人数的 39%，意外伤害存在性别差异，男女比例约为 2∶1，意外伤害部位以头部和四肢多见。儿童在家庭环境中发生意外伤害也很常见，家长应该如何尽量避免居家儿童发生意外伤害呢？

（1）烫伤：具体包括被洗澡水烫伤，被电暖袋爆炸烫伤，碰倒开水瓶、碰翻电饭煲等情形。①应管理好热水、热油、碱性洁厕液等，消除儿童接触的隐患；②洗澡时，先放冷水，再放热水，放热水时，一定记得要把宝宝抱远一点；③热水瓶、烧水壶、电饭煲等物品要放在孩子够不到的地方；④做饭时，要让孩子远离厨房；⑤冬天尽量不要用热水袋取暖，即便热水袋温度不是很高，但是孩子在睡眠状态下常不能及时感觉疼痛，导致热水袋和皮肤接触时间长，容易出现非常深的烫伤；⑥电源插座尽可能使用安全插座；⑦电动车的电池/电瓶也要注意安全，不能让孩子接触。

（2）危险行为伤害：危险行为伤害是指由于儿童自身对危险的认知不

足,自己或他人疏忽大意而做出的对儿童造成伤害的行为。危险行为伤害的情形非常多,主要包括:①意外坠楼;②模仿危险行为,包括模仿大人切菜、劈柴,模仿蹦极,模仿魔术吞咽磁铁,模仿影视剧上吊等;③进柜子、箱子窒息;④独留车内;⑤睡觉时意外窒息;⑥手指伸进跑步机;⑦其他:包括家人玩游戏将孩子抛到空中失手没有接住、儿童将塑料袋套在头上引起窒息、玩耍时竹条插入眼睛、被汽车天窗卡住脖子等。家长应有意识地为孩子成长创造安全的环境:不单独把孩子留在家里,哪怕是孩子睡着时也不能离开,以免发生孩子睡醒寻找家长时发生坠楼事故;玩具要符合不同年龄的特点,选择正规安全的玩具;家里的刀剪等锋利的器具,应放在孩子够不到的地方;锐利的桌椅、柜子、柜子拉手、踢脚线等边缘,尽量用海绵材料包裹。

（3）食物、药物伤害:食物伤害主要是食物引起的中毒和窒息,药物伤害主要是误食药物、药物使用过量。食物药物伤害发生的情形主要包括:①食用有毒食物;②窒息:食用坚硬不易咀嚼或其他易呛入气管的食物;③酒精中毒;④药物伤害:误食(将药物当作食物食用,包括误食过期药物)或过量使用药物(包括安眠药、过期降压药)。不吃性状不明的野生蘑菇,保管好家里的药品。不让孩子接触。

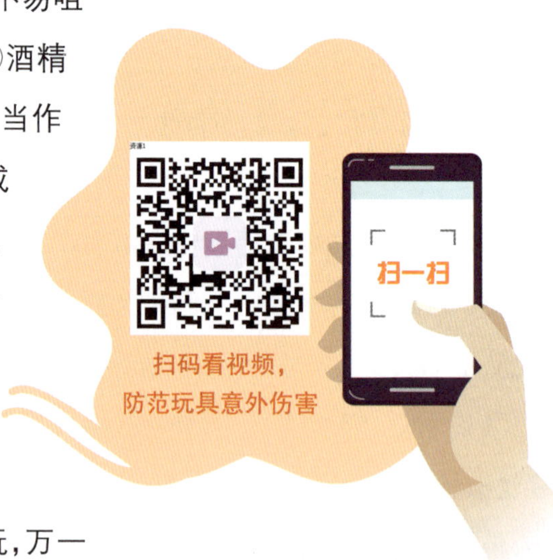

扫码看视频,
防范玩具意外伤害

（4）动物伤害:家里养猫狗等宠物,不让孩子单独和猫狗玩,万一被猫狗抓伤、咬伤,出现皮肤划痕、血迹、伤口,需及时挤压伤口至出血,及时到医院或疾控部门注射狂犬病疫苗。

2. 对儿童常见的创伤如何进行居家护理

（1）烧伤、烫伤：孩子是烧伤、烫伤的高危人群，万一被热水、热汤、酸碱化学品甚至火焰烧伤、烫伤，需掌握“冲、脱、泡、盖、送”的急救原则。

孩子被烧伤、烫伤后，如有含高温液体、化学药剂或火苗烟灰的衣服附着在患处，尽快剥去附着物，然后用流动的自来水冲，迅速降低皮肤温度，减轻疼痛；如衣物牢牢地粘在皮肤上，应尽快用冷水冲，等降温后用剪刀剪除周边多余衣服，千万不能强行撕下衣物，以免直接撕脱皮肤。冲或浸泡在冷水里至少半个小时。

仔细查看全身各部位，是否存在没有被及时发现的烫伤部位，容易遗漏的区域包括衣服领口、袖口等，发现后应及时除去衣物，冲水降温。孩子在喝热水、热汤时，或者火灾现场导致咽喉、鼻腔、气管烫伤的，更应注意，尽快到医院救治，一旦发生呼吸道水肿，引起呼吸困难，则对生命造成严重威胁。

不可用酱油、醋、面粉、牙膏等外敷，这些只会耽误宝贵的时间，并且可能导致清理困难，引发感染。

皮肤创面如有皮肤水疱或破损，不可自行处理，应用干净纱布、毛巾等包裹后，送往医院处理。

如轻微烫伤，冷水冲洗后无水疱无皮肤破损，可涂抹专用烧伤药膏，视情况可不予以包扎。

（2）碰伤扭伤：孩子受到的撞击不是很严重，患处没有明显肿胀或活动困难等症状，48 小时内可在受伤处进行冷敷，一天 2~3 次，每次 20~30 分钟。具体方法：可用洁净柔软的保鲜袋，装冷水及冰块后，用保鲜袋敷受伤处。48 小时后可进行温水热敷，一天 2~3 次，每次 20~30 分钟，有利于尽快消除水肿。

肢体扭伤的孩子宜平躺在床上，抬高患肢，扭伤部位进行冷敷，以减轻患处的肿胀。在患处垫上棉花，再用绷带将患处关节捆绑起来，注意不要让绷带太紧，那会不利于血液循环。不要触动受伤的关节。如果孩子的患处有畸形或剧烈的疼痛，说明孩子病情不只限于扭伤，可能发生了骨折，这样应马上送医院治疗。

如果症状较重，患处出现肿胀或活动困难，或碰伤的部位是头部或胸部，尤其是出现了头晕、呕吐、意识丧失、耳鼻有淡黄色的液体或血流出时，就地平躺，头偏向一侧，及时清除口鼻异物，第一时间保持呼吸道通畅及拨打 120 急救电话并告知骨折部位，如遇肋骨骨折，严密观察呼吸变化，严防肺内压迫引起呼吸困难，担架平送医院，不可自行抱起。

（3）皮肤切割伤：如果创伤面积小，可用生理盐水清洗患处，碘伏擦拭消毒后，用消毒纱布包扎创面。在包扎创面时，要保证伤口有较好的透气性，不能包扎得太紧，切记要露出肢端指甲，以方便观察血供和判断包扎的力度。

如果创伤面积大，可用干净纱布、毛巾等包扎压迫止血后，及时送至医院做外科缝合，视情况做破伤风抗毒素注射。一般来说，5 周岁以下且完成全程基础免疫的孩子，若不是被地下的物品刺伤割伤的，则可不注射破伤风抗毒素，因为孩子小时候注射过的破伤风疫苗在这个阶段是尚有保护性的。

（4）流鼻血：孩子不小心撞伤鼻子或者抠鼻子后流血，或无故流鼻血，首先要安抚孩子，不要让他惊慌失措，尽量不让他哭闹，不晃动头部；按压止血，让孩子头部稍微前倾，用拇指和食指捏住孩子鼻子的硬骨和软骨交界处（大约在鼻侧正中央），按压 10 分钟左右。不能扬起头，以至于鼻部出血，倒流进鼻窦、食管咽下、引发气道堵塞；如果仍然无法止血，或者出血较多，及时带孩子去医院。

3. 什么情况下的创伤需要就医

①被污染的或有异物的伤口，比如扎伤后木屑残留在伤口中，或者摔伤后沙土残留在伤口中，这类伤口通常需要到医院进行清创；②较大或较深的伤口，比如被刀割伤，皮肤裂开无法对合，这类伤口通常需要进行缝合，尤其是头面部，考虑到愈合后尽量减少瘢痕，需到医院清创缝合；③被铁钉之类尖锐物品扎伤，这类伤口较深，需要就医评估是否需要注射破伤风疫苗；④被猫狗等小动物抓咬伤，应到医院处理伤口，并预防性正规注射狂犬病疫苗；⑤出现明显的肿胀、瘀斑、肢体畸形，甚至昏迷、呼吸困难等，均需要尽快送医，急诊处理；⑥严重的烧烫伤，可能因疼痛、体液丢失导致休克，应立即送医。

4. 腹部外伤后如何判别病情的严重性

儿童遭遇钝性创伤后，有约 10% 的概率会出现腹部创伤，腹部实质性脏器损伤可引起大出血，空腔脏器受损破裂因严重的腹腔感染而威胁生命。腹部损伤可分为开放性损伤和闭合性损伤。腹腔实质性脏器的损伤中，易受损脏器依次为脾、肝、肾、胰；空腔脏器为胃肠道、尿道、膀胱、输尿管、腹腔大血管。实质性脏器损伤严重时，脏器破裂出血，瞬间出现血压下降、面色苍白、腹痛腹胀；空腔脏器损伤时出现严重腹痛、腹胀、恶心、呕吐、腹膜炎，导致腹壁僵硬、疼痛剧烈。

5. 皮肤软组织损伤有哪些类型，该如何处理

皮肤软组织损伤包括以下类型：①皮肤挫伤一般是由摔倒，跑步机皮带卷伤，可表皮甚至真皮组织损伤，无明显活动性出血，可出现少许渗液、渗血，可结痂；部分真皮组织损伤的皮肤挫伤，甚至可全层皮肤坏死，需植皮处理。②皮肤裂伤一般由锐器割伤、撕裂伤，通常达真皮全层，可出现活动性出血，皮下脂肪组织外露，常需清创缝合。③软组织扭伤常发生在关节部位，一般无皮肤破损，可出现肿胀、皮下出血瘀青。④刺伤可由各种尖锐物体刺入皮肤或器官，异物可残留在体内，如损伤重要脏器或大血管，可导致生命危险。

皮肤挫伤仅有表皮损伤，一般不需缝合，面部、会阴部等部位可不包扎，予以碘伏外涂，可涂表皮生长因子凝胶、红霉素软膏或湿润烧伤膏等，肢体、躯干部位碘伏消毒后可予以医用纱布包扎。皮肤裂伤，根据裂伤程度，通常需尽早清创缝合，注意清理异物、油污、毁损皮肤组织。软组织扭伤无皮肤裂伤，但可能出现皮下组织、血管、韧带等组织损伤，引起肿胀、瘀斑，48 小时内需冷敷，48 小时后可热敷，必要时予以加压包扎、石膏或支具固定制动。刺伤需视情况及时就医。

6. 什么情况下需注射破伤风抗毒素或破伤风免疫球蛋白

破伤风抗毒素，目前医院常见有马血清破伤风抗毒素和人血破伤风免疫球蛋白，可预防破伤风杆菌产生的毒素中毒。要求越早越好，不超过 24 小时。5 周岁以下的儿童，如全程接种过百白破疫苗，机体通常具有足够浓度的抗体，无须再注射破伤风抗毒素或破伤风免疫球蛋白。但如被深埋在地下的硬物扎伤，应考虑尽早注射。

7. 什么是抢救生命的“黄金 4 分钟”

黄金 4 分钟的急救方法指的就是心肺复苏术，通常都是抢救急性的呼吸、心跳骤停的患者，由于溺水、触电、心律失常引起的呼吸心跳停止，全身的血液循环突然停止而导致大脑的供血、供氧不足，因为脑细胞对缺血缺氧非常敏感，超过 4 分钟，即可出现脑细胞的不可逆损伤，所以，应尽可能快速地恢复大脑供血供氧。心肺复苏术通常包括胸外按压与人工呼吸，胸外按压通常都是按压胸骨的下半部分，按压的幅度一般是 5~6 厘米，按压的频率至少要超过 100 次/分。按压 30 次之后，再进行 2 次的人工呼吸，每次的人工呼吸都要看到有胸廓起伏才算有效，由此交替进行。

8. 儿童常见异物的处理方法有哪些

（1）呼吸道异物如何防范和处理：呼吸道异物较为常见，孩子在哭闹、剧烈咳嗽、睡眠还未完全清醒时，不要喂食，以免发生呼吸道异物。异物大小和堵塞部位不同，临床表现也有区别。最严重的呼吸道异物是异物卡住咽喉或主气管而导致通气完全受阻，此时应尽快采取抢救措施，腹部冲击急救法是一种行之有效的方法。另外，异物也可能堵塞鼻腔，一侧支气管或更次级的支气管，导致咳嗽、肺部感染、肺不张，临床上常需要在明确诊断和确定部位后，采用支气管镜等予以清理。

（2）哪些消化道异物需尽快处理取出：年幼儿童好奇心强，消化道异物常见，临床上可见到硬币、纽扣、电池、磁力珠、玻璃球、螺丝或螺帽、缝衣针等，临床上处理往往遵循“可咽得下的物品通常能拉得出”，硬币、纽扣、螺钉或螺帽等，可观察等待大便排出。但是，如消化道异物卡在食管，或者纽扣电池，或者先后吞下的多枚磁力珠，连续观察后仍固定在消化道某个位置，以及有证据说明并发了消化道穿孔或感染，应考虑内镜或外科手术取出。

（3）异物刺伤皮肤软组织后如何处理：被异物刺伤后，应尽早取出异物，避免异物长时间存留在体内造成感染。取出异物后需给予严格的消毒、清创，避免造成残留，必要时可以扩大伤口。手术时应轻柔处理，避免造成周围重要组织、神经、血管的损伤。异物扎得比较深，需要注射破伤风治疗。少数情况下，异物已存留一段时间，形成异物包块，可以考虑将包块一起切除。

9. 儿童中毒的表现和处理方法有哪些

（1）食物中毒有哪些类型：主要有四种类型：细菌性食物中毒、有毒动植物性食物中毒、化学性食物中毒、真菌及毒素性食物中毒。临床表现为恶心、呕吐、腹痛、腹泻等急性胃肠炎症状。

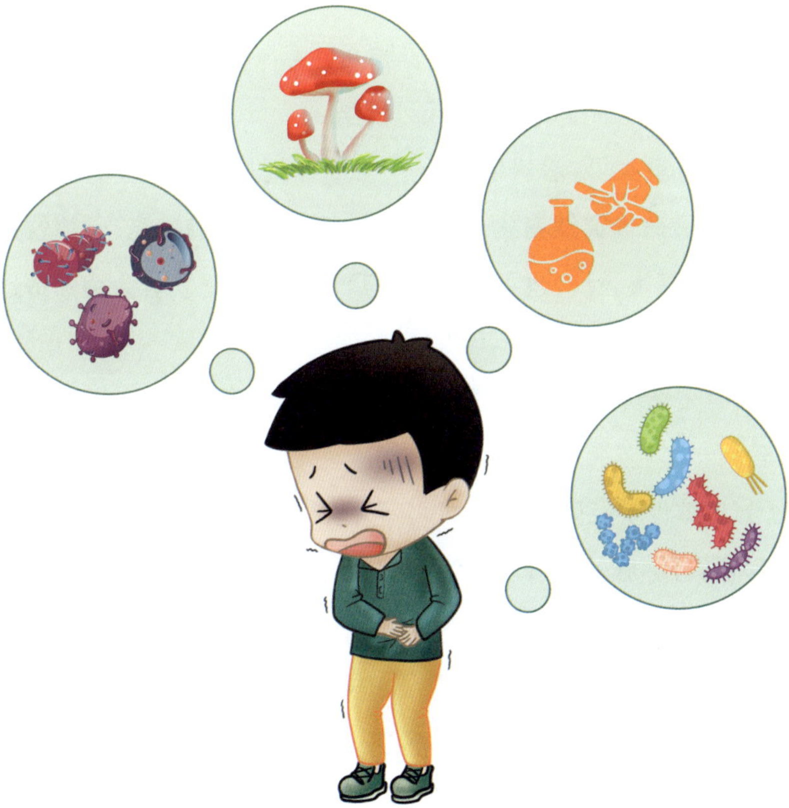

（2）如何判别孩子是否出现了食物或药物中毒：食物或药物中毒大致有以下几种类型：

1）胃肠炎型：潜伏期短，食用后十分钟到数小时内发病，出现剧烈呕吐、腹泻并伴有腹痛，腹痛呈阵发绞痛性质，可解水样便；严重者可吐血、脱水、昏迷。但很少出现急性肝肾衰竭和死亡。该症状较为普遍，病程短，恢复快，预后相对好。多见毒蕈碱毒素中毒。如集体用餐的食物中毒，可集中出现多人发病。

2）神经精神型：神志不清、手舞足蹈、痉挛、流口水、突然发笑、进入兴奋状态，手指颤抖、幻听幻视，严重的会发生抽搐、谵妄、昏迷等。

3）溶血型：潜伏期长，可达6小时或数天。先有胃肠道症状，后发生急性贫血、黄疸、腰痛、血红蛋白尿、肝肾肿大甚至尿毒症等。严重患者伴神经系统抑制症状，对症治疗后5~10天可恢复。

4）中毒性肝炎型：潜伏期较长，一般6小时以上。急性恶心呕吐1~2天后痊愈，之后病情突然变化，出现黄疸、肝大、转氨酶升高、心率快等急性肝炎或急性肾衰竭表现，也可合并神经精神症状。严重者会突然昏迷甚至死亡，病死率可达50%~90%。

5）呼吸循环衰竭型：主要表现为急性肾衰竭、呼吸麻痹、中毒性心肌炎，病死率较高。

6）光过敏性皮炎型：潜伏期1~2天，表现为日光过敏，阳光照射部位出现皮炎，如嘴唇肿胀外翻、面部和手臂红肿、针刺样疼痛、灼烧样疼痛，可持续数天。

（3）食物或药物中毒后如何处理：中毒者可大量饮用温开水或稀盐水，然后将手指伸进咽部催吐，可反复多次，减少毒素的吸收。催吐后在等待救护车期间，为防止脱水，可饮用加入少量食盐和食用糖的“糖盐水”。对昏迷的患者，不要强行向其口内灌水，应采取侧卧位或仰卧头偏向一侧，保持呼吸道通畅。临床上常给予建立静脉通路、补液、利尿等方法促进毒物代谢，洗胃，使用解毒药，血液净化治疗，纠正电解质紊乱，营养支持等。

第三节 畸形

1. 儿童畸形治疗适合多大年龄

不同的先天性畸形，合适的治疗时间往往是不同的：

（1）先天性多指畸形，如仅仅是软组织相连，所谓的“漂浮指”，可随时切除；涉及需要截骨矫正手指畸形的情况，往往需要 1 周岁以后。

（2）单侧唇裂的畸形矫治时间可提前到出生后 2~3 个月，双侧唇裂的手术年龄在 5~6 个月；腭裂的手术时间可在 10~12 个月；唇裂术后合并上唇、鼻畸形可在 5~6 岁矫正，最终的鼻整形需在 16~18 岁发育完善后完成；小耳畸形需要耳再造的手术宜在 6 周岁以上开展。

（3）牙列畸形在 12~13 岁矫正最佳。因为 12 岁左右，孩子换牙结束，此时正处在发育旺盛阶段，在这个时期内进行牙齿矫正，不仅矫正速度快而且效果非常稳定；“地包天”这种畸形对儿童的颌骨发育有较严重的影响，一旦发生应立即矫正，最早矫正可以开始于 3 岁半左右。

（4）心外科手术治疗一般没有特殊要求，根据实际需要，甚至可在出生后即开展手术。而心内科介入治疗通常会对孩子有年龄和体重的要求：房间隔缺损及室间隔缺损的孩子通常要求年龄 ≥3 周岁，动脉导管未闭的孩子通常要求年龄≥6 月龄，以上三种先天性心脏病类型通常均要求孩子体重>5 000 克。这是因为幼儿太小时外周血管太细，无法通过外周血管顺利将封堵装置送到心脏，故对年龄及体重有一定的要求。

（5）男孩包茎或包皮过长，通常建议在 6 周岁以后手术，但反复包皮感染或者形成瘢痕影响排尿，可适当提前手术；鞘膜积液的手术宜在 2 岁后进行；腹股沟斜疝手术年龄在 10 月龄~1 周岁合适；先天性隐睾需要在 1~2 岁之间完成。

（6）血管瘤和淋巴管瘤等根据不同的情况，决定干预年龄。婴儿血管瘤口服普萘洛尔治疗，宜尽早治疗，年龄越小往往治疗效果越好。某些颈部的巨大淋巴管瘤，可引起呼吸障碍，应尽早手术。

（7）先天性马蹄内翻足应在出生后 1 周左右即进行手法矫正和石膏矫形；发育性髋关节脱位，干预时间越早越好，一旦明确诊断即可进行支具矫形；先天性肌性斜颈，明确诊断后即开始手法按摩；先天性狭窄性腱鞘炎，宜在 3 岁左右矫正。

（8）显性脊柱裂包括单纯的脊膜膨出、脊髓脊膜膨出、脊髓外翻、脂肪脊髓脊膜膨出，对脊髓外翻和表皮菲薄，甚至已经有脑脊液渗出的脊髓脊膜膨出孩子，应在出生 3 天内尽快行手术治疗，以避免出现中枢神经系统感染和神经功能受损，而对于那些脊髓脂肪瘤和表皮较厚或者正常皮肤脊髓脊膜膨出孩子的手术年龄，则有不同观点，一般建议 6 月龄以上进行干预。

2. 如何对存在畸形的儿童进行心理疏导

身体的畸形不仅带来身体功能的异常，还可能造成儿童出现躁狂症、抑郁症、社会交往障碍、学校恐惧症等心理疾病，这不利于儿童身心的健康发展，使得孩子和家长处于长期的压力中。因此，不仅要及时地进行畸形的干预治疗，而且要根据他们的心理特征和行为特征进行相应的心理辅导，帮助孩子克服自卑感，增强自信心，提高其适应环境和自我控制的能力。

在心理干预过程中，应注重孩子认知和行为方面的观察和疏导，通过认知治疗和行为治疗方式改变孩子对自己、对人或对事的看法与态度，矫正不良认知，引导孩子应该采用积极的态度来面对人生的挑战，从容地面对自己的缺陷。

家长应掌握一定的心理学知识和技能，甚至求助于专业的心理治疗师，具体的干预步骤如下：

（1）心理活动的探讨，采用“玩具游戏”“编讲故事”以及“叙述三样希望”等方式来促使儿童表达自己潜意识的观点。

（2）指导解释，详细地了解孩子的心理动态之后，适时并恰当地给予指导说明。在说明的过程中，尽可能地采用迂回、间接或暗示的方式，让孩子自行顿悟，通过探讨儿童的心理结构，分析患者情绪上的创伤或症结，发现和认识患者心理困扰的根源，从而帮助孩子抚平心理创伤，积极地面对自己的人生。

（3）同时，父母要为儿童创造一个良好的生活环境，让儿童在自由的环境中健康成长。不要让自己的失望、内疚、沮丧、痛苦的情绪对孩子带来不良的心理影响。只有家庭接受了儿童的疾病，并帮助儿童积极地面对疾病的困扰，儿童才有可能笑对人生，健康快乐地成长。

第四节 感染

1. 孩子出现哪些症状提示可能存在感染

感染是人类最常见的病理现象之一，导致人体感染的常为致病性微生物或寄生虫，致病性微生物包括细菌、病毒、真菌、支原体、衣原体、螺旋体和立克次体等，致病性寄生虫有原虫、线虫、吸虫、绦虫和节肢动物等。需要说明的是，体内有大量微生物的定植和生长，并不一定都会引发症状，例如，人体呼吸道和消化道中存在大量细菌，一般情况下并不致病，它们与人体共生，甚或给人体提供一定的保护或营养素（如：维生素 K），人体也不出现临床症状，这种现象属于生物共生而非感染，只有在特定情况下，定植于人体的病原体数量异常增多、毒性增强，或者外界的致病原入侵机体，超过了机体的免疫和代偿能力时才会出现临床表现，使受侵机体患病。

那么，孩子出现哪些症状，提示可能存在感染呢？

（1）发热：致病病原体是人体的入侵分子，机体免疫系统会和这些外来入侵分子发生剧烈的搏斗，机体通过动员白细胞、产生炎性因子、升高体温等一切积极因素和病原体作斗争，升高体温，可大大增加免疫细胞和炎症因子的活性，从而更有效地杀灭病原体，所以，发热是感染性疾病的最常见表现之一。需要说明的是，在严重感染的冲击下，或者机体免疫能力非常低下的情况下，机体丧失了调高体温的能力，甚至产生低体温，体温不升反降，这常提示病情危重。

（2）疼痛：疼痛的发生也是机体和入侵病原微生物发生“搏斗”的结果，机体产生的钾离子、5-羟色胺、乙酰胆碱、缓激肽、组胺等，可刺激神经，引发疼痛。通常来说，原发的感染部位，也是疼痛最剧烈的部位，比如软组织感染，可出现感染部位的疼痛、红肿；急性阑尾炎可出现右下腹疼痛；急性胆囊炎，可出现右上腹的疼痛。

（3）伴随症状：严重的感染，对机体是严重的损耗，可出现乏力、怕冷、精神差、胃口差、浑身酸痛、恶心、呕吐、腹痛、腹泻、出虚汗等症状。不同部位的感染，可出现不同的伴随表现，如：

呼吸系统感染：包括咳嗽、咳痰、气促等；

中枢神经系统感染：包括嗜睡、意识不清、反应迟钝等；

泌尿生殖系统感染：包括尿频、尿急、尿痛等；

心血管系统感染：包括心前区疼痛、心悸、病理性杂音等；

消化系统感染：包括肝区疼痛、黄疸、反酸、胃烧灼感、嗳气等。

2. 出现了细菌感染是不是一定要用抗生素

细菌感染后不一定要用抗生素治疗。若细菌感染较轻、较表浅、抵抗力较好，可通过外用消毒液或者依靠自身免疫力消除感染，如手上长小脓疱、轻症的甲沟炎等，无须使用抗生素，但若想帮助其更快恢复，也可局部涂抹酒精、碘伏消毒，控制感染。总之，尽量减少抗菌药物的使用，避免产生耐药细菌。

若细菌感染相对较严重，需使用抗菌药物，通常口服或者静脉滴注药物给药。因为抗生素可将细菌杀死或抑制繁殖，如青霉素、头孢菌素可以起到杀灭细菌的作用，感染可好得更快。

第五节 肿瘤

1. 儿童恶性肿瘤有什么特点

总体来说，儿童恶性肿瘤的治疗效果比成人好，通过科学的诊治，其总体 5 年生存率可以达到 70% 以上，有的是可以治愈的，而成人肿瘤总体 5 年生存率在 50%~55%。

肿瘤患儿对手术、化疗和放疗的耐受程度和心理接受程度比成人要好，身体恢复比较快。

儿童恶性肿瘤生长速度快，容易早期发生转移，病程短，恶性程度高，所以早发现、早诊断、早治疗非常关键。

儿童恶性肿瘤治疗周期比较长，往往需要 1~2 年甚至是终身。

儿童属于特殊群体，心智发育不成熟，语言表达能力差，在医学检查、护理和放化疗过程中，往往会因为恐惧出现哭闹、抵触、不配合，给家长和医务人员带来一定的精神压力和心理负担。

2. 肿瘤患儿该如何居家护理

肿瘤患儿在治疗过程中面临着各种各样的情况和问题，这时就需要家长的悉心照料了。

（1）营造一种轻松、自然、温馨的家庭氛围，家长和亲友应有一个端正的态度，正视现实，勇挑重担，负有责任心和义务感，给孩子树立一个良好的形象，因为家人的精神状态会影响孩子的心理，家人往往是孩子的精神支柱。经常给孩子鼓励，会使孩子能振作精神，配合治疗。

（2）为孩子建立一个舒适、清静、卫生、安全，便于生活起居和锻炼的环境。尽可能地保持室内整洁卫生，空气清新流通，温度与湿度适当，室内采光良好，装饰色调柔和，周围环境宁静而有生机。

（3）家庭护理人员还应尽量掌握一定的护理常识和技术，并保持与医院专业医护人员的密切联系，及时将患者的情况反馈给主管医师和护士，获得他们的指导和帮助。

（4）安排好孩子的饮食。做到有计划、有目的地科学调配，饮食需注意以下几点：

1）供给充足的热量、蛋白质和维生素食品，以维持合理的营养。可进食高蛋白（奶类、禽肉、蛋类、鱼、虾和豆类），高维生素（新鲜绿色蔬菜、各类水果），营养丰富易消化的清洁饮食。

2）注意含微量元素的食品和适当的脂肪的摄取。

3）选择具有辅助抗癌作用的食品。

4）避免食用不易消化的食物，注意菜肴的色、香、味调配，多食西红柿、芦笋、萝卜、红薯、芋艿、山楂、红枣等，既有利于消化，又有防癌作用。

5）注意改进饮食习惯与烹调方法，不吃霉变、毒素污染的食物，或烧焦、烟熏、腌制及高盐食品。

（5）安排好孩子的生活起居，保证充足的睡眠和休息。

（6）最后，应协助孩子进行有益的康复锻炼，增强体质，提高心肺功能和身体功能。

第六节 微创手术

1. 什么是微创手术

微创在临床当中，更是一种关爱患者身体的理念，希望通过微创的方法，以最小的创伤达到更好的治疗效果的方式。

微创手术基本上就是可以达到或者希望达到以下几个目的：

（1）出血量比较少，创伤比较小。

（2）伤口比较小，组织损伤小，使患者局部身体的创伤达到最小，减少术后创口疼痛。

（3）相对比较美观，因为微创尤其在腹部的手术，开大刀口可能比较难看，但是在隐蔽部位打几个小孔，对患者术后的影响相对要小；目前临床上不断改进，很多腹部手术可以通过脐窝的一个孔即可完成，愈合好几乎难以看出手术痕迹。

（4）术后恢复相对更快，因为创伤较小，患者会迅速或者较快恢复正常的工作。

常见的微创手术包括各类腔镜手术，包括腹腔镜、胸腔镜、关节镜、脑室镜等，随着技术的进步，各种器械不断小型化，在人体上采用单孔化、智能化。

2. 腹腔镜术后为什么肚子是鼓鼓的

腹腔镜手术是在腹腔内充入二氧化碳气体形成空间及手术视野，术后需要充分排尽腹腔内气体，如有少量二氧化碳残留腹腔，也不必过于担心，身体会逐渐吸收代谢掉的；另外，腹腔或肠管炎症、梗阻、手术刺激、麻醉等可导致肠麻痹，致使肠道功能不能完全恢复，产生腹胀表现，需要甄别原因，合理处置。

第七节 全身麻醉

1. 为什么儿童手术需要用全麻

儿童由于年龄小，心智发育还不成熟，由于对手术环境、手术器械、各种操作的不适，绝大多数儿童不能配合完成手术，大部分儿童的手术都需要在全麻下进行。时间较长的复杂手术，因为需要监测心率、呼吸、血压、血氧饱和度等数据，更需要稳定的身体状态，不能出现身体扭动、情绪波动等，也需要全麻条件下才能完成手术。

2. 全麻对儿童神经发育有没有影响

大量研究表明，儿童单次、短暂接触全身麻醉，对神经发育无害，尤其是短效的静脉麻醉药、吸入麻醉药和短效镇痛药，起效快，半衰期短，手术结束后很快就会被排出体外，并不会影响孩子的生长发育。家长无须过分担心麻醉对孩子记忆、心理、注意力等造成影响。家长们应更多考虑疾病本身对孩子造成的不良影响，千万不要因为焦虑麻醉可能伤害孩子，而不进行或推迟必需的手术治疗，导致病情恶化。

3. 麻醉前需要做哪些准备

（1）麻醉医生一般会在术前一天对孩子进行访视，了解孩子的身体状况，例如有无一些先天性疾病或慢性病；有无麻醉手术史；有无食物或药物过敏史；是否在换牙期（预防手术时牙齿突然脱落引发误吸危险）；睡觉是否出现打鼾、憋气等症状；近期有无感冒、发热等异常情况。麻醉医生会对孩子进行综合评估，并制定出最合适的麻醉方案。

（2）家长们在麻醉术前要配合医生督促孩子做好禁食禁饮工作，具体要求为术前 8 小时禁止摄入油炸、脂肪及肉类食物；术前 6 小时禁止摄入淀粉类固体食物、牛奶、配方奶粉等液体乳制品；术前 4 小时禁止摄入母乳；术前 2 小时禁止饮水。如果孩子年龄较小，不能耐受饥饿，术前可以进行葡萄糖输液，如果孩子一直哭闹不止，家长也可以尝试使用安抚奶嘴等安抚孩子情绪。

4. 麻醉后需要注意什么

（1）麻醉未清醒者予平卧位头偏向一侧，待孩子完全清醒后取平卧位。

（2）注意体温变化，术后注意保暖及防止高热。

（3）密切观察孩子面色及口唇；观察孩子神志恢复情况，注意有无恶心、呕吐等消化道反应。

（4）观察孩子伤口情况，若敷料潮湿或脱落，应及时给予更换，观察并记录引流液的颜色、量及性质，保持引流管通畅。

（5）饮食：一般非胃肠道手术，孩子清醒后可少量饮水，观察半小时如无恶心、呕吐，可恢复正常饮食。若为胃肠道等的较大手术，术后禁食，待肠功能恢复后才可少量饮水，如无异常，逐渐给予流质、半流质饮食。

5. 水合氯醛镇静对孩子有影响吗

水合氯醛是临床上比较常用的催眠、抗惊厥药，其催眠作用比较温和，一般无明显副作用和后遗症，有极少数孩子因自身体质对药物比较敏感而发生短期腹泻、过敏性皮疹，甚至呼吸抑制，家长需提高警惕，用药后需注意观察孩子的面色及呼吸情况，如有异常需及时告知医务人员。临床一般采用直肠灌肠用药（胃炎、口腔溃疡患者不宜口服；直肠炎、结肠炎不宜灌肠）。孩子通常在 10~30 分钟之内入眠，可持续睡眠 1~3 小时。

水合氯醛如果灌肠后排出部分剂量，孩子未入睡不建议再次加量，避免出现用药风险。

第八节 活检

1. 什么是活检

活检是活体组织检查的简称。先由专科医师从人体上通过切取、钳取、穿刺等手段取出病变组织，再由病理科医师进行病理学检查，最终得出疾病的临床诊断和治疗方案等。活检又可分为切取活检和切除活检，前者就是切下病变的一部分进行诊断，如宫颈钳取、乳腺穿刺等。后者就是切除病变的全部，甚至有时还要多切一些周边组织进行诊断，兼具诊治的功效，如皮下的肿物等。

2. 活检会不会导致肿瘤转移

活检的过程，必然要途经一些正常的组织，如果病灶是恶性的，肿瘤会不会因为医生的操作掉落这些地方呢？其实，这个担心大可不必。①病灶穿刺都是在影像设备的定位下进行的，可以说医生已经瞄准好了，剩下要做的就是直接命中病灶。②医生使用的穿刺针也是有防护设计的，并不会让病灶组织随意"逃脱"。③在穿刺后短时间内手术，或手术会同时切除穿刺点和针道，潜在的转移可能又被减少了。

3. 活检后的注意事项有哪些

活检是有一定创伤的，有时候也需要在全身麻醉下进行，不同的身体部位的活检，创伤程度及注意事项有所不同。总体来说，活检后需注意以下几点：①耐心等待结果，一般来说，最终的病理检查需要 5~7 天的时间出正式的检查报告；如果是术中快速冰冻切片检查，则术中就要等待病理检查结果。②加强活检部位的护理，避免感染，促进愈合。③调整心态，病理检查结果出来后，医生根据需要，可能会进一步采取扩大手术、放化疗或其他治疗，需要患者及家属调整好心态，积极配合。④合理运动及营养，活检毕竟是一项手术，需要合理的运动和营养，使身体功能得到更好地恢复，促进创口愈合，为可能的进一步治疗奠定基础。

第九节 输血

1. 什么是成分输血

成分输血就是用物理或化学方法把全血分离制备成纯度高、容量小的血液成分，然后再根据病情的需要输给患者。

成分输血的优点：①根据病情需要进行选择，缺什么输什么，提高治疗效果。如：贫血输红细胞，粒细胞缺乏输粒细胞，血小板减少输浓缩血小板，烧伤患者输血浆等。②减少输血不良反应，提高输血安全性。因为输入不需要的血液成分不仅是浪费，而且可引发不良反应。③便于保存，使用方便。不同的血液成分可以有不同的保存方式，长期的如新鲜冰冻血浆、冷沉淀物可以保存 1 年；短期的如血小板在 20~24℃振荡箱内保存 3~5 天随时可用。④一血多用，节省血源。血液来自健康人的无私贡献，是宝贵的资源，将一袋血分成各种成分就可派上多种用途，治疗更多的患者。⑤减少输血传染病。由于血液中一些致病因子多“藏”在白细胞、冷沉淀和凝血因子等成分中，大多数输血患者并不需要这些成分，进行成分输血可避免输入不需要的成分，减少了输血传染病的风险。

成分输血种类：成分输血主要种类包括红细胞、血浆、血小板、白细胞。

①红细胞输注：红细胞悬液，少白细胞的红细胞，洗涤红细胞，照射红细胞，其他如冰冻红细胞、年轻红细胞等。②血浆及血浆蛋白输注。③血小板输注：浓缩血小板，辐照血小板，少白细胞血小板。④白细胞输注：应用浓缩白细胞应十分慎重，因为粒细胞可引起输血副作用，因此目前临床很少用。

2. 什么情况下需要输血

常见需要输血的情况有急性大量失血、慢性贫血、凝血功能异常、重症感染、低蛋白血症等：

（1）急性大量失血：主要是补充外伤、手术或其他各种原因导致的低血容量。

（2）慢性贫血：由于慢性贫血发生缓慢，多数患者已建立充分的代偿机制，此时应积极寻找贫血的病因，针对病因进行治疗，输血并不是首先的选择。但符合输血适应证的时候需要进行输血治疗。

（3）凝血功能异常：主要由血小板数目减少和/或血小板功能障碍，以及凝血因子异常所引起。

（4）重症感染：严重脓毒血症和化疗后导致严重骨髓抑制继发的难治性感染，因中性粒细胞低下和抗生素治疗效果不佳，可考虑输注浓缩白细胞。

（5）低蛋白血症：慢性失血、烧伤、严重脓毒血症可导致白蛋白合成不足，可通过输注白蛋白治疗低蛋白血症。

3. 输血后可能有哪些不良反应

大多数输血是安全和成功的。然而，偶尔会出现轻微的反应，而且，极少会出现严重甚至致命的反应。最常见的反应，发生率为 1%~2%，是发热、过敏反应；最严重的反应是体液超量、肺损伤、由于供者和受者的血型不匹配导致红细胞破裂。罕见反应包括移植物抗宿主病（输注的血细胞攻击受血者的细胞）、感染、大量输血的并发症（凝血功能差、体温低、低钙、低钾）。

（1）发热：可能由于对输注的白细胞或白细胞释放的化学物质（细胞因子）的反应而引起。除了体温升高，人会有寒战，有时会有头痛或背痛。

（2）过敏反应：症状包括瘙痒、大面积皮疹、肿胀、头晕和头痛。不太常见的症状是呼吸困难、喘息和气道阻塞。罕见情况下，过敏反应达到重度，足以导致低血压和休克。

（3）体液超量：接受输血者所接受的液体量可能高于其身体能承受的体液量。过多的液体可引起身体水肿或呼吸困难。

（4）肺损伤：一个罕见的反应被称为输血相关性急性肺损伤（transfusion-related acute lung injury，TRALI），这是由于献血者血浆中的抗体而引起的，可能导致严重的呼吸困难。

（5）红细胞破裂：尽管进行了仔细的配型和交叉配血，供者和受者之间细微的差别导致的不相容（极少发生错误）仍然可能存在。当出现这种不相容时，输血后受者机体会迅速破坏输注的红细胞（溶血反应）。通常，在输血过程中或输血后不久，患者即感到全身不适或烦躁。有时有呼吸困难、胸部压迫感、面部潮红和严重的背痛。有时候，会出现皮肤湿冷和低血压（休克）。极少情况下，会出现死亡。

（6）移植物抗宿主病：移植物抗宿主病是一种少见的并发症，主要发生于免疫系统被药物或者疾病破坏的患者。这种疾病，受者（宿主）的组织受到供者白细胞（移植物）的攻击。症状包括发热、皮疹、低血压、血细胞少于正常数量（血细胞计数低）、组织破坏和休克。

（7）感染：尽管血液制品会仔细检验和储存，传染性病原体有时会通过输血传播。血液检测和对献血者的仔细评估可降低病原体传播。然而，如果供者最近才受到感染或者感染了一种目前无法检测的病原体，那么通过上述血液检测有时检测不出其血液中的病原体。

（8）大量输血的并发症：大量输血是指在 24 小时或更短的时间内的输血量等于人体的血液总量（在成人平均约 10 个单位），在严重受伤后或某些手术中这种输血有时是必要的。大量输血的并发症主要是凝血功能差（凝血障碍）和体温低（低体温症），血钙水平极低会引起肌肉痉挛（抽搐）和异常心律等症状，血钾水平极低会引起肌肉无力和心律失常。

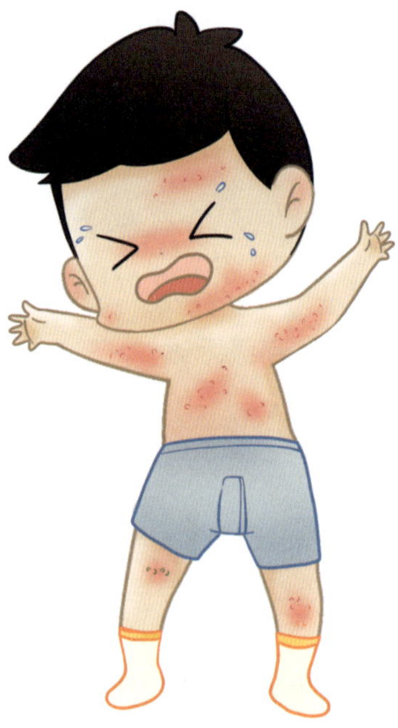

第十节 脱水

1. 孩子一天需要喝多少水

孩子一天需要喝多少水才够,不同年龄的孩子对水的需求量是不同的。

6 月龄以内的宝宝,不需要额外喂水,母乳或者配方奶中的水分能满足日常所需,除非特殊情况,必须在医生的指导下补水。

6 月龄~1 岁:这个阶段水的总摄入量约为 900 毫升,其中包含 500~800 毫升的奶量,再加上辅食、水果中的水分,所以额外需要喝水的量并不多,如果宝宝实在不愿意喝,少喝点也是可以的。

1~2 岁:这个阶段需要水的总量为 1 300 毫升,包括 400~600 毫升的奶量,以及辅食、水果中水分,真实需要的喝水量在 500~600 毫升。

2~3 岁:除去一日三餐及 300~500 毫升的奶量,额外喝水量在 600~700 毫升。

4~5 岁:除三餐及 300~500 毫升的奶量,额外的喝水量在 700~800 毫升。

5~10 岁:除三餐及每天 300 毫升的奶量,额外的喝水量为 800~1 000 毫升。

2. 孩子脱水会有哪些常见症状

脱水是指身体缺乏足够的水分，导致身体水分严重不足的状况。人体水分的缺失会对身体各个器官和系统的正常运作造成负面影响，严重的脱水甚至可能危及生命。在发生脱水时，丢失的不光是水分，同时还有钾、钠等电解质，因此，在发生脱水时，还会出现电解质紊乱和酸碱平衡紊乱的表现。

一般来说，轻至中度脱水，大多有以下表现：精神状态比平时差，没有平时那么活泼，也没有平时那么爱玩了；小便次数和小便量有所减少（一般情况下，婴儿每天至少需要使用 6 片尿不湿）；孩子出现了嘴唇干燥、皮肤比平时干燥，皮肤的弹性比之前差；孩子在哭闹的时候眼泪比平时少；婴幼儿前囟门没有闭合，此时可以出现轻微的凹陷；眼窝也可能出现轻微的凹陷；呼吸比平时深或者快，心率也可能增快。而重度脱水，孩子则可能出现昏迷的情况，甚至是休克，所以家长一定要及时发现孩子的异常，避免出现重度脱水。

3. 如何应对孩子缺水以及脱水的问题

如果没有不适症状，孩子缺水后及时补水就好，最好是一口一口地慢慢喝，不要一口气喝太多，以免引起呕吐。如果孩子已经出现了脱水症状，家长需要注意：儿童轻度脱水通常可在家进行治疗。治疗的第一步是用口服补液盐Ⅲ，少量多次足剂量喝完，否则会影响效果。如果这时候家里实在没有补液盐，对于 6 月龄以上的宝宝，可以用半浓度的苹果汁应急代替，也就是 100% 的苹果汁和水 1 ∶ 1 兑制。但不建议用电解质饮料代替补液盐！因为大多数电解质饮料也并不是真正意义上的电解质水，而且大多数电解质饮料含糖量比较高，这会增加腹泻过程中液体的丢失。如果孩子有发热、频繁呕吐、精神不佳、疼痛、腹胀、呼吸急促等情况，表明有原发疾病或脱水程度严重，就需要及时就医。

第二章

普外科疾病篇

1. 孩子脖子上长了个包，该怎么办

(1) 孩子脖子上长了个包，是什么原因：孩子出生后，在颈前部正中位置发现肿块，这个情况需要考虑是否存在一种先天性疾病——甲状舌管囊肿。甲状舌管囊肿指在胚胎早期甲状腺发育过程中甲状舌管退化不全，而在颈部形成囊肿包块，通常位于颌下至胸骨上窝的中线上，可随吞咽动作而上下移动。

(2) 孩子得了甲状舌管囊肿应该怎么办：孩子得了甲状舌管囊肿家属不要过分担忧，先带孩子去医院就诊，医生会做一些检查，比如 B 超等。甲状舌管囊肿属于先天性疟疾，确诊后通常建议手术治疗。如果囊肿体积较小且未出现明显不适症状，可在医生指导下暂时观察，但需定期到医院进行复查。日常生活中要注意口腔卫生，早晚刷牙、餐后及时漱口，防止细菌感染；进食高蛋白质、低脂、高维生素的食物，避免辛辣刺激食物；多饮水，避免剧烈运动，穿宽松绵柔衣服，减少局部压迫；保持稳定情绪，避免过度紧张和焦虑。当囊肿合并感染时，应及时就医治疗；如果囊肿体积较大，出现了吞咽困难、呼吸困难等症状；或者反复感染，则需进行手术治疗。

(3) 孩子脖子上的肿块红肿了怎么办：如果孩子脖子上的肿块出现红肿、疼痛、吞咽困难等情况，这可能是甲状舌管囊肿发炎了，应该及时就医并注意以下护理：

1）注意观察囊肿情况，遵医嘱予以伤口消毒处理，在医生指导下用药，必要时口服或静脉补液抗感染治疗。

2）给孩子穿柔软、领口宽松的衣服，避免压迫囊肿。

3）监测孩子体温变化，体温过高，及时就医处理。

4）观察局部囊肿有无压痛，如有疼痛，可以怀抱安抚孩子，讲故事、听音乐、看动画片等转移注意力，疼痛剧烈者可遵医嘱用药。

5）密切观察孩子口唇、面色情况，防止因囊肿炎症压迫而致的呼吸困难，若口唇发紫、面色苍白，应立即就诊。

2. 孩子脖子或耳后出现的“小豆粒”是什么

有时候，你可能会摸到孩子脖子、后脑勺、耳后有些小小的、圆圆的“小豆粒”，有时候按一下孩子也不觉得疼，但有时候可能会说疼。这种情况，很可能就是颈淋巴结炎。

（1）淋巴结炎是怎么发生的：淋巴结是我们身体里的一个小器官，它就像是身体里的“小卫兵”，帮助我们对抗细菌和病毒。正常人体浅表淋巴结很小，直径多在0.5厘米以内，表面光滑、柔软，与周围组织无黏连，也不会疼。但当它发炎时，就会变得大一些，摸起来可能会有点疼。淋巴结炎多由淋巴结所属引流区域的急、慢性炎症累及淋巴结所引起，如上呼吸道感染、扁桃体炎、龋齿、咽炎、口腔炎、外耳道炎、头皮湿疹等炎症引起。

（2）淋巴结肿大该怎么办：当你发现孩子淋巴结有点大时，不要太担心，也不要忽视。及时带孩子去医院就诊，医生会做一些检查，比如血常规、B超等，以排除血液系统疾病等；如淋巴结持续增大，质硬，那医生可能还需要做一些更详细的检查，如病理活检。

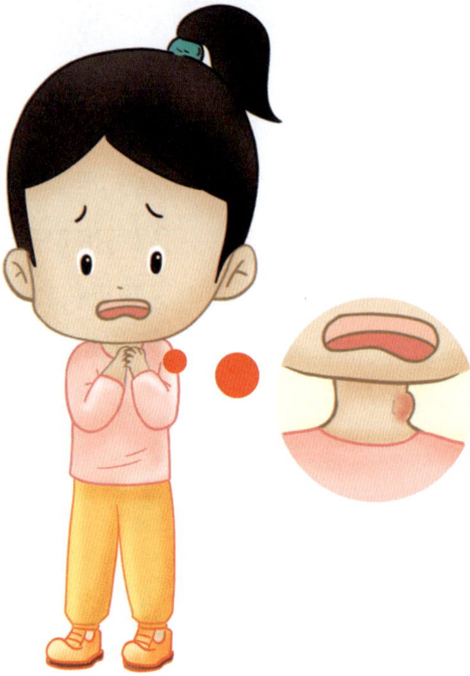

（3）淋巴结炎需要如何治疗：治疗淋巴结炎，医生通常会给孩子开一些药膏，如鱼石脂软膏或消炎止痛膏进行局部外敷，全身积极予抗生素抗感染治疗，同时寻找原发病，从病因上治疗，避免复发。

3. 孩子肚脐长了个红肉球，是怎么回事

（1）孩子肚脐出现红色的肉球，是什么情况：有的孩子在脐带脱落后，脐部持续渗液，仔细检查可发现脐窝中央出现一团红色的肉芽，这种情况可诊断为脐茸，一般建议电凝、激光或手术治疗。

（2）脐茸的孩子如何护理：脐茸的孩子需穿柔软舒适宽松的衣物，以

免摩擦引起皮肤破损。同时保持孩子肚脐周围的清洁和干燥，洗澡的时候注意保护肚脐，洗完澡后及时用棉签擦拭水分并用碘伏轻轻消毒孩子的脐部至少两次，防止细菌侵入，有助于减少感染的风险。另外，建议尽早就医治疗。

4. 孩子肚脐很大，正常吗

（1）为什么有些孩子的肚脐很大：有些孩子肚脐很大，尤其是哭闹、屏气时，脐部凸起，按压后可消失，并感觉有“咕噜”声，这种情况是脐疝的典型表现。脐位于腹壁正中部，在胚胎发育过程中，是腹壁最晚闭合的部位。脐部缺少脂肪组织，使腹壁最外层的皮肤、筋膜与腹膜直接连在一起，成为腹壁最薄弱的部位，容易形成局部缺损。虽然缺损处有正常的皮肤覆盖，但是腹腔内容物容易从此部位突出形成脐疝。随着婴儿生长发育，绝大多数脐疝能自行愈合。

（2）孩子有大肚脐，怎么办

1）日常生活中减少孩子哭闹、咳嗽，保持大便通畅。孩子哭闹、咳嗽时家长应注意按压脐部，防止因腹内压增大导致脐疝突出。

2）如孩子出现哭闹不止，脐部肿块不可回纳，严重者可有恶心、呕吐，阵发性腹痛时，应立即就医。

3）2 岁以下的脐疝一般可选择保守治疗（可以穿脐疝带），2 岁以上的脐疝一般需要手术治疗。

5. 孩子大腿根部容易出现可复性肿块，是怎么回事

（1）孩子哭闹时，为什么大腿根部会突然出现肿块：孩子哭闹、屏气时，出现腹股沟区肿块，安静平躺时消失不见，很可能得了腹股沟疝，俗称“疝气”或“小肠气”，男孩女孩都可发生。

小儿腹股沟疝几乎均是腹股沟斜疝，指腹腔脏器（肠管、大网膜、卵巢或输卵管）经未完全闭塞的疝环进入位于腹股沟管的疝囊，通常能自行回纳；如腹股沟疝不能自行复位，腹腔脏器停留在疝囊内则称嵌顿疝。嵌顿疝表现为腹股沟区质地坚硬的肿块，触痛明显，小儿常剧烈哭闹，可伴有呕吐。嵌顿时间过久可出现精神萎靡、腹胀、嵌入组织肠管穿孔或脏器组织坏死，需要立即就医进行紧急处理。

（2）有腹股沟斜疝的孩子平时需要注意什么

1）尽量避免让孩子出现便秘、咳嗽、哭闹等情况，这些行为会增加腹腔内的压力，可能导致腹股沟斜疝的症状加重。衣物不要裹得太紧，以免挤压腹股沟斜疝的膨出部位，加重病情。限制孩子跑、跳等剧烈活动，以减少腹部用力的机会。

2）要注意经常观察孩子的腹股沟区或者阴囊处，是否有肿胀，或者是否存在时隐时现的肿物，遇有疑问要及时就医。

3）如果孩子使用医用疝气带，一定要注意包扎的松紧度。包扎过紧可能会影响局部血液循环，包扎过松则可能导致疝内容物再次复出。

4）定期带孩子到医院复查，以便医生及时了解病情变化并制定相应的治疗方案。

5）发生嵌顿不可回纳时，应立即就医。

（3）小儿腹股沟斜疝发生嵌顿了，应该如何处理，如何避免：发生嵌顿时，应安抚孩子减少哭闹，取头低臀高位，轻揉嵌顿处，如不能回纳，应立即到医院由医生进行手法复位，嵌顿时间超过 12 小时或有便血或全身情况严重者（精神萎靡、腹胀）需行手术治疗。因此有腹股沟斜疝的孩子，应避免剧烈运动，避免便秘、屏气等腹部压力增高的情况，预防感冒咳嗽，让幼儿少哭闹，可以减少嵌顿疝的发生。

6. 孩子阴囊肿胀透光，该怎么办

（1）为什么有时孩子的阴囊又肿又透光：有的男孩子会出现阴囊又肿又大，和腹股沟斜疝不同的是，肿块不会在安静平躺时消失，这种情况通常是出现了鞘膜积液。鞘膜积液是指位于腹股沟和阴囊区域的腹膜鞘状突未完全闭塞，开放的鞘状突管径只允许腹腔液体流注而积聚在鞘膜腔内，形成团块样的肿块，常无疼痛。用手电筒在肿块对侧照，肿块可呈粉红色透光，称为透光试验阳性。

（2）孩子鞘膜积液需要如何治疗：对体积较小、张力不高，且无症状的囊肿无须急于手术。尤其是 1 岁以内的婴幼儿，尚有自行消退的可能。但对体积较大、张力很高，可能影响睾丸血液循环，导致睾丸萎缩的，应及时手术治疗。

7. 孩子也会得阑尾炎吗

孩子也会得阑尾炎，只是发生率比成人稍微低一些而已。阑尾炎是因为阑尾管腔堵塞或者由于细菌感染继而使其出现炎症，可分为急性阑尾炎和慢性阑尾炎。通常慢性阑尾炎是由急性阑尾炎转变而来。感冒、不良饮食习惯等可能会导致急性阑尾炎。

（1）孩子喊肚子痛就是得了阑尾炎吗：孩子喊肚子痛并不一定就是得了阑尾炎。小儿阑尾炎症状多不典型，主要以腹痛为主，可能伴随胃肠道症状如厌食、恶心、呕吐、腹泻等，以及全身症状如乏力、寒战、高热等。孩子喊肚子痛时，不能仅凭这一症状就断定是得了阑尾炎。需要结合疼痛的部位、性质、持续时间及其他伴随症状进行综合判断。如果孩子出现持续不缓解的腹痛或其他不适症状，建议及时前往医院就诊，以便专业医生进行系统检查和明确诊断。

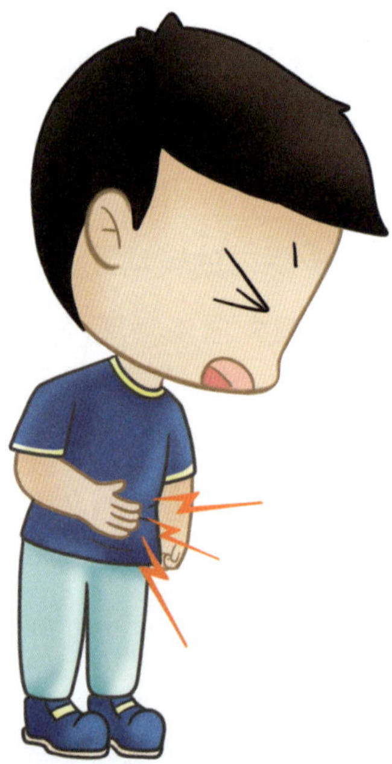

（2）得了阑尾炎一定要做手术吗：阑尾炎不一定要手术治疗，轻症阑尾炎可以靠药物治疗缓解，如果属于严重急性阑尾炎建议手术治疗。阑尾炎按病情严重程度可以分为单纯性阑尾炎、急性化脓性阑尾炎、急性坏疽性或穿孔性阑尾炎、阑尾周围脓肿四类，临床上医生会根据血常规、B 超、CT 等，并结合孩子自身情况，选择合适的治疗方案。

（3）阑尾炎手术会留疤（即瘢痕）吗：阑尾炎手术一般使用腹腔镜微创手术，切口小、恢复快；随着医疗技术的不断发展，治疗阑尾炎的方法还有阑尾腔冲洗术，可保留阑尾，手术创伤小，术后恢复快，不留瘢痕。

（4）得了阑尾炎住院治疗一般需要住多久：住院时间主要取决于阑尾炎的严重程度、治疗方式及孩子的整体健康状况。对于病情较轻的孩子，使用抗生素等药物来控制感染，住院时间通常在 3 天至 1 周；手术治疗：腹腔镜阑尾切除术，通常需要住院 5~7 天；阑尾腔冲洗术，一般住院需要 2~3 天。如果患者炎症较重、合并阑尾穿孔或阑尾脓肿，住院时间可能会延长至 10 天甚至更长时间。

8. 孩子出生几周后出现严重呕吐，是怎么回事

（1）为什么孩子出生几周后，还会出现严重呕吐：有些孩子出生后的前几个星期，吃奶很正常，但过了 2~3 周后，几乎每次喂奶后都会出现剧烈的呕吐，吐出白色的奶和奶块，吐完还继续想吃，出现这种情况，要考虑先天性肥厚性幽门狭窄。

（2）什么是先天性肥厚性幽门狭窄：先天性肥厚性幽门狭窄是指幽门肌层肥厚导致胃出口梗阻，胃内容物通过幽门管不畅所引起的机械性梗

阻。如果新生儿频繁出现呕吐的症状，还会因为胃溃疡导致大量呕血，出现黑便，还有严重的黄疸症状时，要警惕患儿是否出现了先天性肥厚性幽门狭窄，应该及时去医院进行超声、钡餐检查，确诊后积极治疗。先天性肥厚性幽门狭窄突出表现为吐奶，一般为出生后 2 周左右，孩子正常吃奶后出现剧烈呕吐，呈喷射性，可导致孩子消瘦、营养不良。

（3）先天性肥厚性幽门狭窄的孩子该如何护理

1）呕吐的护理：因为孩子往往会有喷射性的呕吐症状出现，为了防止呕吐物吸入气管，出现吸入性肺炎，呕吐的时候要让孩子采取右侧卧位或俯卧位，并且轻轻地帮孩子拍背，有利于呕吐物的流出，还要注意及时清理口腔中的呕吐物。

2）及时补液：因为孩子呕吐严重，所以身体会有脱水和电解质紊乱的症状，应该及时为身体补液，缓解脱水症状，维持水和电解质平衡。

3）积极治疗原发病。

（4）先天性肥厚性幽门狭窄的孩子该如何治疗：目前在国内公认的首选治疗先天性肥厚性幽门狭窄的方法是通过微创手术治疗，即内镜下把幽门环肌切开达到治愈的目的。因为这种操作相对来说比较简单，并发症比较少，所以这是一种比较安全而且比较受欢迎的外科手术。

（5）先天性肥厚性幽门狭窄的孩子能完全康复吗，会不会再吐：孩子在幽门环肌切开术后由于幽门管黏膜水肿、术后胃扩张等原因，少数孩子术后仍有呕吐，这是正常现象，一般在术后24小时后减轻，部分持续2~3天以上，多能自然缓解，可完全康复。

9. 孩子出生后能解大便，为什么医生却说是“无肛”

（1）孩子出生后能解大便，为什么医生却说是“无肛”，需要如何治疗：孩子出生后胎便能解出，但 4 个月后开始便秘，医生诊断为“无肛”，这是为什么?

“无肛”其实就是医学上说的“直肠肛门畸形”。有些孩子直肠肛门畸形有瘘口。因为从出生到 4 月龄一般都是母乳或奶粉喂养，大便较稀软，容易经瘘口排出；4 月龄之后，添加辅食，孩子大便性状改变，就不容易排出了。这时候，家长们可能才会注意到问题。所以有瘘口的直肠肛门畸形，往往孩子 4 月龄后才会被发现。

直肠肛门畸形一经诊断，最好的办法就是手术治疗。手术可以帮助孩子恢复正常的排便功能，是行之有效的方法。

（2）做了肛门成形手术后，孩子排便就正常了吗：肛门闭锁传统手术的并发症是大便失禁或便秘，虽然能解决排便问题，但是患儿不能很好地控制排便，给孩子与家庭造成很大影响。随着科技发展，手术技术进一步改良，目前可在腹腔镜下行肛门成形术，此手术是微创手术，损伤小，肛门周围控制排便的肌肉基本不受影响。当然，术后还需采取积极的措施来帮助孩子恢复正常的排便功能，包括扩肛与排便训练得当，均衡饮食，养成定时排便习惯，鼓励孩子适当锻炼，对于年长的孩子要给予心理支持等。

10. 孩子出生后一直不排便，是怎么回事

孩子出生后，正常情况下，24 小时内会排出墨绿色的胎便。但有的孩子出生后几天内都不排便，肚子会因为粪便的积聚而逐渐膨胀。同时伴随吃奶少，甚至出现呕吐。这时候，需要去医院就诊，警惕是否存在先天性巨结肠等的可能。

（1）什么是先天性巨结肠：先天性巨结肠是由于某段肠管缺少神经支配，导致肠管发育异常、发生痉挛狭窄、无法像正常肠道一样蠕动，进而导致肠内容物没有办法正常排出，堆积在肠道内使病变上端的肠管严重扩张，逐渐形成巨结肠改变，所以称为先天性巨结肠。当然，孩子不排便还有其他很多原因，需要专业医生进行检查、分析，进而明确诊断并进行针对性地治疗。

（2）哪些检查可以辅助诊断

1）影像学检查：如 X 线检查能够观察低位结肠梗阻，钡剂灌肠可以观察到典型的痉挛肠段和扩张肠段，从而辅助诊断先天性巨结肠。

2）肛门测压：是将压力测定仪器置入直肠，令肛门收缩与放松，检查内外括约肌、盆底、直肠功能与协调情况，量化和评估直肠肛门自制和排便功能的一种方法，有助于临床便秘类型的分辨，是辅助诊断的重要手段。

3）肠壁病理活检，可以帮助确诊先天性巨结肠，并有助于决定手术切除的范围。

（3）先天性巨结肠需要如何治疗：少部分慢性以及轻症孩子可选用灌肠等保守治疗；对于体重>3 000 克、全身状况较好者，尽早实施根治术，即切除无神经节细胞肠段和部分扩张结肠；对于新生儿、年龄较大但全身状况差

者，或并发小肠结肠炎孩子，先行结肠造瘘术，待全身情况、肠梗阻及小肠结肠炎症状缓解后再行根治术。

（4）先天性巨结肠居家护理重点有哪些：先天性巨结肠经手术治疗，已经取得了较好的临床疗效，如出院后家属护理不到位，会出现便秘、粪污或大便失禁、小肠结肠炎等并发症，导致预后不佳，影响孩子生活质量。因此，居家护理对孩子的康复至关重要。以下是先天性巨结肠的孩子居家护理的重点内容：

1）喂养：新生儿及4月龄以内婴儿注意奶量增加的同时观察有无腹胀、呕吐出现。尽可能少量多餐。1岁以上孩子可适当增加果汁、红枣泥。鱼汤、撇去油的萝卜骨头汤可煮面或饭。术后3~6个月饮食：家长应给予孩子少食多餐，以面条、稀饭或软饭、馒头、花卷等易消化食物，避免过油、过硬、辛辣食物，少吃蛋糕、巧克力、肉包子之类的食物。

2）小肠结肠炎是先天性巨结肠术后主要并发症，如发现大便次数增加、呈黑绿色或果酱色，腥臭；呕吐、拒食、腹痛、腹胀、腹泻、高热等及时去医院就诊。无不适反应者定期门诊随访，一般出院后1个月、3~6个月至外科门诊随访。

3）经肛门手术者术后需行扩肛治疗，扩肛一般于术后2周伤口愈合后开始，由8~10号扩肛器每天1次持续5~10分钟，尽量选择同一时间进行，以后定期增大一号，到18号后逐渐增加次数及延长时间，扩肛前需要用医用凡士林或有润滑作用的物品涂抹扩肛器，减少黏膜损伤。

4）训练孩子排便功能。指导孩子餐后30分钟至厕所排便，这时孩子的胃-结肠反应最强，便意最明显，并养成定时排便的习惯；对大年龄段的孩子，可指导其进行提肛运动（缩肛运动）：站立或者全身自然放松取舒适体位，深吸气时可以收缩肛门，停留5~10秒，然后呼气时放松肛门，反复做50次左右，持续时间为5~10分钟，每天可以做1~2次，以增强肛门括约肌舒缩功能。排便后及时用温水清洗肛门，如大便次数较多，可以涂抹无菌凡士林或使用长效抗菌膜、柔红软膏等保护肛周皮肤。

11. 孩子为什么会拉血便

孩子排血便说明有消化道出血，血便可表现为急性大量出血和慢性少量出血两种情况。急性大量出血为无前驱症状的突然大量出血，初为黑粪，继之鲜血便，一天内可有数次出血，每次数百毫升以上，短期内可进入休克状态。慢性少量出血表现为间断性出血，大便隐血试验呈阳性，长期失血可致贫血。由于出血部位的不同，血便的颜色和性状会有不同表现，如出血发生在胃部和胃部以上，因为血液在胃酸的作用下变成黑色，可呈柏油样便；如出血部位在胃部以下至直肠，可呈现暗红色便，血与大便混合在一起；如出血点在肛门口，如肛裂、痔疮等引起的出血，出血呈鲜红色，血液不与粪便混合在一起。在孩子发生便血的时候，要注意观察便血发生的时间、颜色、性状、出血量以及伴随症状，及时去医院就诊。

12. 什么是肠套叠

（1）孩子排血便或果酱样便，还一阵阵哭是怎么回事：此时孩子可能发生了肠套叠，即肠管的一部分及其相应的肠系膜套入邻近肠腔内，而使该段肠管阻塞，血液受阻而造成炎症、水肿及出血等现象。哭闹是由于肠系膜受牵拉和套叠鞘部强烈收缩引起的腹痛，拉血便或果酱样便是由于肠壁缺血，肠内黏膜发生坏死导致。婴幼儿肠套叠多发生于 4~10 月龄的婴儿，当然年龄更小或更大的孩子也是有可能发生的。典型的肠套叠的临床表现是阵发性哭闹、呕吐、腹部腊肠样包块和果酱样血便。

（2）肠套叠孩子需要如何治疗：医生根据孩子的临床症状和B超检查结果，可明确是否发生了肠套叠。如果明确是肠套叠，需尽快采取措施进行整复，否则有肠管坏死穿孔的风险。整复肠管的方法有非手术治疗和手术治疗两种，在孩子精神状态好的情况下，优先采取非手术治疗，大多数医院采取空气灌肠法，如非手术方法未能整复肠管，则需要安排手术治疗。

（3）肠套叠整复后的孩子照护需要注意什么：小儿肠套叠整复后要注意不要喂得过饱，预防孩子剧烈哭闹。喂养和饮食方面注意少量多餐，避免多种食物对肠道的刺激；避免感冒、腹泻及剧烈活动，预防复发。如有恶心、呕吐、腹痛、腹胀等不适症状及时去医院就诊。

13. 孩子出现无痛性大量血便，是怎么回事

（1）什么是梅克尔憩室：梅克尔憩室是在胚胎发育过程中卵黄管退化不全所形成的回肠远端憩室。就像我们盖房子时，有时墙角会多出一块砖一样。这个问题很多孩子都有，但大部分时候没有任何症状，往往是因憩室出现并发症表现就诊才明确诊断，无痛性大量血便、腹痛，重者可出现肠梗阻、憩室穿孔腹膜炎。

（2）梅克尔憩室需要如何治疗呢：梅克尔憩室的治疗方式取决于憩室的大小和孩子症状的严重程度。对于较小的、无症状的憩室，通常无须特殊治疗，但应保持良好的饮食习惯，多吃高蛋白、高维生素、高铁食物。对于较大的、引起明显症状的憩室，则需要采取手术治疗。

（3）梅克尔憩室出院后居家护理需要注意什么：当孩子经历了梅克尔憩室手术，术后的居家护理至关重要。

首先，饮食方面要特别注意。初期，应从流食逐渐过渡到半流食、软食，最后恢复正常饮食。要保证食物富含营养，多吃蛋白质丰富的食物如鸡蛋、鱼肉，以及新鲜的蔬菜水果，为身体恢复提供充足的能量和营养支持。同时，要避免吃辛辣刺激、油腻难消化的食物，以免给肠胃增加负担。

要密切关注孩子的排便情况。鼓励孩子适当多喝水，保持肠道湿润，预防便秘的发生。如果孩子排便困难，可以在医生指导下采取一些温和的措施来促进排便。

伤口护理也不能忽视。保持伤口清洁干燥，按照医生的指导定期换药。注意观察伤口有无红肿、渗液等异常情况，一旦发现要及时联系医生。

孩子的日常活动要循序渐进。初期应多休息，避免剧烈运动，但也不能长时间卧床，可适当进行一些轻柔的活动（如散步）。随着恢复逐渐增加活动量，但要避免过度劳累。

此外，家长要注意观察孩子的整体状态，包括精神状态、体温等。如果孩子出现腹痛、发热、呕吐等异常表现，应立即就医复诊。

术后的定期复查非常重要，能让医生及时了解恢复情况并给予专业的建议和指导。

总之，梅克尔憩室患儿的居家护理需要家长的细心呵护和认真对待，这样才能帮助孩子更好更快地康复，重新拥有健康的生活。

14. 孩子肚子胀得厉害，是怎么回事

（1）孩子肚子胀得厉害，是什么原因呢：如果孩子肚子胀胀的，同时还出现了肚子痛、呕吐，而且不再排便和排气，那么可能是发生了肠梗阻。这是因为肠管扭转或者受到压迫，使得肠子里的东西不能正常地通过，肠管内就会积累气体和液体，使得肚子鼓了起来，孩子出现肚子胀、肚子疼、呕吐、排便及排气减少等症状。有时候肠管扭转得太厉害而出现缺血，甚至会导致肠管坏死，出现果酱样大便。一旦出现上述症状，切记不要给孩子吃任何食物，也不要喝水，立即去医院就诊。

（2）如果发生了肠梗阻，需要怎么办呢：如果孩子出现腹胀、呕吐、肚子痛等症状，首先应暂停给孩子饮水、饮食，立刻就医。到达医院后，医生会根

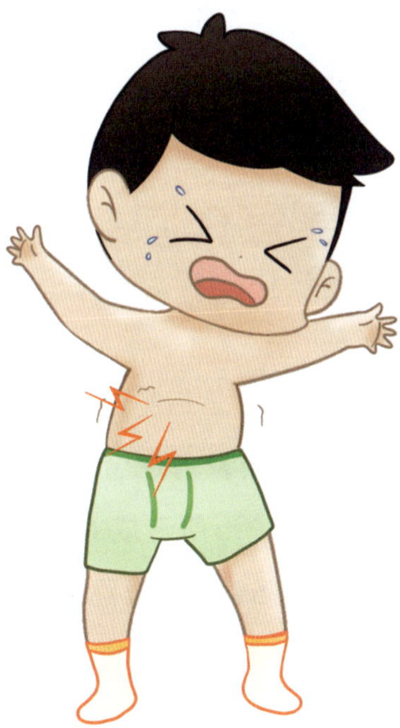

据孩子的情况进行各项检查，包括B超、X线等。确诊后，会让孩子禁食、禁饮，给予补液，此时孩子的水分、能量等都通过补液给予；还有可能进行胃肠减压，从鼻腔插一根软管到胃里，再把胃内的气体、液体吸引出来，这可以有效缓解胃肠道压力。如果上述方式效果都不佳，则需要进行手术治疗来解除梗阻。

（3）肠梗阻能预防吗：肠梗阻是可以预防的：①饮食：多食用易消化、富含膳食纤维的食物，如蔬菜、水果、全麦面包等，避免过度饮食和暴饮暴食，同时注意饮食卫生。②生活习惯：适度增加运动量，避免长时间卧床或久坐，促进肠道蠕动。此外，应避免在饱餐后进行剧烈运动。③及时治疗原发病：某些消化道疾病，如克罗恩病、肠结核、肠道肿瘤等，容易并发肠梗阻。积极治疗这些原发病，可以有效预防肠梗阻的发生。④注意口腔卫生：保持口腔清洁，定期刷牙、漱口，有助于预防肠道感染，减少肠梗阻的发生风险。⑤定期体检：定期进行体检，及时发现和处理潜在的健康问题，有助于预防肠梗阻的发生。需要注意的是，如果出现腹痛、呕吐、停止排气排便等肠梗阻症状，应及时就医进行治疗，以免延误病情。

15. “肠打结”是怎么回事

“肠打结”即肠旋转不良，通常是指肠道位置发生变异和改变，而出现恶心、呕吐、腹胀、腹痛的症状，要及时配合医生采取相关的方法进行治疗。肠旋转不良多数是先天性畸形所造成的，它是指在胚胎发育过程中肠管旋转和固定的解剖异常，使肠管解剖位置发生变异和肠系膜附着不全，肠道没有完成正常的旋转和移位，导致肠道在腹部内脏器官之间扭曲和缠绕。

（1）先天性肠旋转不良是否需要手术：先天性肠旋转不良一经确诊，应尽早行手术治疗；本病如能早诊断，早识别并早手术干预，预后良好。

（2）先天性肠旋转不良出院后要怎么吃：早期还是需要禁食、禁水，待肛门排气后可开始逐渐从饮水过渡到饮食。从饮水、流质饮食（米汤、蔬菜汤类）、半流质饮食（烂面条、馄饨、粥类）后观察有没有胃肠道不适。要保证食物富含营养，多吃蛋白质丰富的食物如鸡蛋、鱼肉，以及新鲜的蔬菜、水果，为身体恢复提供充足的能量和营养支持。同时，要避免吃辛辣、油腻、难消化的食物，以免给肠胃增加负担。

16. 先天性胆总管囊肿严重吗

（1）什么是先天性胆总管囊肿：先天性胆总管囊肿又称胆总管扩张症，多在婴儿和儿童期发现。表现为进行性加深的黄疸、大便呈陶土色、尿液呈浓茶色，腹部可触及包块，合并感染时可出现寒战、高热。

（2）胆总管囊肿有哪些治疗方法：胆总管囊肿是一种良性疾病，但是有癌变倾向，外科手术是治愈胆总管囊肿的唯一治疗方式，当孩子明确诊断后应及时手术，其目的是去除病变胆管，恢复胆汁引流通畅。

（3）先天性胆总管囊肿为什么要低脂饮食：低脂饮食对胆总管囊肿患儿具有显著的益处，这些益处主要体现在减少胆汁分泌、降低胆总管压力以及预防术后并发症等方面。

1）减少胆汁分泌：低脂饮食有助于减少胆汁的分泌。胆汁主要由肝脏产生，存储在胆囊中，并在进食时通过胆总管排入十二指肠，帮助消化脂肪。减少胆汁分泌可以降低胆总管内的压力，减轻胆总管的负担，有助于术后恢复。

2）降低胆总管压力：高脂肪食物会增加胆汁的分泌量，导致胆总管内压力升高。而低脂饮食能够减少胆汁的分泌，从而降低胆总管内的压力。降低胆总管压力可以减少胆总管囊肿的并发症风险，如胆管炎、胆管结石等。

3）预防术后并发症：低脂饮食能够避免脂肪摄入过多，减轻胆囊和胆管的负担，有助于预防术后感染、胆道梗阻等并发症。术后并发症不仅会影响患儿的康复进程，还可能增加治疗难度和医疗费用。因此，低脂饮食在预防术后并发症方面具有重要意义。

4）改善血脂水平：低脂饮食有助于降低血液中的胆固醇和甘油三酯水平，从而改善血脂状况，降低心血管疾病的风险。

5）减轻肝脏负担：肝脏是产生胆汁的主要器官，低脂饮食能够减轻肝脏的负担，有助于保护肝功能。

6）建议的低脂食物

肉类：选择瘦肉、鸡肉、鱼肉等低脂肉类，避免摄入过多肥肉和动物内脏。

奶类：选择低脂牛奶、酸奶等，避免全脂牛奶和奶油等。

蔬菜和水果：多吃富含膳食纤维和维生素的蔬菜和水果，如苹果、香蕉、菠菜等。

17. 孩子肛周红肿、疼痛，是怎么回事

如果孩子肛周皮肤发红、肿胀，还感觉疼痛，甚至哭闹不安，特别是排便时疼痛更厉害，这可能是肛周脓肿。肛周脓肿又称直肠肛管脓肿，是直肠肛管周围软组织或其间隙发生的急性化脓性感染，并形成脓肿，是常见的肛管直肠疾病。

(1)为什么孩子会发生肛周脓肿:主要是因为孩子的免疫力低下,容易被肠道细菌感染。尤其是在感冒或腹泻的时候,更容易发生肛周脓肿。肠道细菌进入肛窦致其发炎,堵塞肛腺开口,导致肛腺液流出受阻,引起肛腺感染,感染通过肌间隙、淋巴管蔓延至肛周间隙,最后引发肛周脓肿。

(2)肛周脓肿如何治疗:肛周脓肿的治疗方法有两种:

1)非手术治疗:包括口服抗生素、用温盐水坐浴、局部理疗照射、口服益生菌或用开塞露软化大便来减轻排便疼痛,还可以局部用一些外用药来消炎消肿,如鱼石脂软膏。

2)手术治疗:脓肿切开引流是治疗直肠肛管周围脓肿的主要办法,一旦诊断明确,应立即切开引流。

(3)肛周脓肿孩子的居家护理重点有哪些

1)保持大便通畅:多饮水,多吃新鲜蔬菜水果,以清淡并富含纤维素的食物为宜,忌辛辣饮食、坚果、不易消化的食物。

2)养成良好的排便习惯:指导孩子在有便意时及时排便,也可以口服益生菌等调理肠胃或使用开塞露帮助排便。

3)及时治疗腹泻等症状,避免因肛周皮肤破损引起的继发感染。

4)发热护理:如孩子出现发热,要及时降温并去医院就诊。

5)加强肛周皮肤护理:保持肛周皮肤清洁、干燥,大便后及时轻拭擦净肛门,避免皮肤损伤和感染。

6)脓肿切开者应侧卧位或俯卧位休息,避免剧烈运动。

(4)肛周脓肿切开后怎么预防伤口感染:便后用温水清洗肛周,或进行坐浴,以保持伤口清洁。避免长时间久坐,保持肛周伤口干燥。脓肿切开后避免剧烈运动,以免影响伤口愈合。

按照医生的要求定期换药,以预防感染。对于局部用药效果不明显者,可能需要口服抗生素。

避免食用辛辣刺激性食物,多吃清淡易消化的食物,如米粥、面条等,以保持大便通畅并预防大便过稀，减轻炎症。

需要注意的是，每个人的情况不同，恢复时间也会有所差异。在恢复期间，如有任何不适或疑问，应及时与医生沟通。同时，要注意观察伤口情况，如出现红肿、渗液、疼痛加剧等异常，应及时就医处理。

（5）肛周脓肿可以预防吗：肛周脓肿容易复发，但我们可以采取一些预防措施，如预防孩子便秘和腹泻，每次排便后洗净肛门，保持肛周皮肤清洁。如孩子感觉肛周不适或疼痛，要及时就诊。

第三章

骨科疾病篇

1. 宝宝“歪头”不是萌

宝宝出生后，脖子有点歪斜，可能有原因，一种是习惯性的睡觉姿势不正导致；一种是先天性的屈光不正导致；还有极少数的颈椎骨骼异常引起。需要提醒的是，要先考虑是否有先天性的肌性斜颈的可能性，先天性肌性斜颈是由于一侧胸锁乳突肌挛缩牵拉导致的颈部偏斜，头偏向患侧，下颌转向健侧所形成的一种特殊姿势的畸形。儿童先天性肌性斜颈为一侧或双侧胸锁乳突肌内出现肿块，多表现为出生后两周左右出现颈部硬结，超声检查可明确肿块位于胸锁乳突肌内，随着时间延长，胸锁乳突肌的肿块逐渐发生纤维变性、挛缩，导致斜颈和双侧面部不对称。

导致斜颈的原因中，常见的是先天性的，后天性的少见。①先天性（出生前就有的损伤或者围生期损伤，但是可能生后一段时间才发现）：天生的颈椎有问题，比如单侧寰椎的融合，导致一边高一边低；先天性的一侧无胸锁乳突肌，一侧胸锁乳突肌痉挛，一侧颈蹼等，都会导致斜颈。先天性中最常见的原因是胸锁乳突肌痉挛。这个痉挛可以是宫内发生的，也可能是出生过程中损伤的。②后天性（出生后逐渐出现的斜颈，多发生在出生 6 个月后）：所有后天因素导致以上骨骼、肌肉异常的，都属于后天性，例如颈部骨折、骨髓炎、颈部炎症导致肌肉挛缩、肌张力异常、软组织肿瘤等。后天性中最常见的是胸锁乳突肌和斜方肌的炎症。

2. 宝宝斜颈严重吗，如何早期发现

（1）先天性肌性斜颈分型：先天性肌性斜颈分为三型，由轻到重为：

1）姿势型（轻度）：仅有姿势的改变（头偏一侧，下巴转另一侧），没有胸锁乳突肌紧张或者包块，没有运动受限。也就是说，患儿仅仅是爱向一侧斜头，但孩子把头偏向另一侧，转头是没有问题的。

2）肌肉型（中度）：胸锁乳突肌紧张，但未触及包块；颈部运动受限。孩子的胸锁乳突肌摸着是绷紧的，孩子偏头向健侧时，会出现疼痛、哭闹的。

3）胸锁乳突肌包块型（重度）：胸锁乳突肌上可触及包块，颈部运动受限。在胸锁乳突肌上有包块，包块质地硬，界限清楚，多处于肌肉的中下1/3，少部分在上部或全部肌肉都是硬块。包块在生后1~8周（2个月内）时明显，到2~6月龄时包块通常能自动消退，但肌肉紧张等继续存在。

（2）先天性肌性斜颈的表现

1）“歪脖子”：宝宝的头歪向一侧，下巴朝着对侧的肩膀，症状较轻者应仔细观察才能发现，如不及时治疗，脖子的歪斜随着宝宝的生长发育日益加重。

2）“大小脸”：一些宝宝会出现左右两侧颜面部不对称，主要表现为面部不对称、患侧脸较小；因双眼不在同一水平线上，宝宝易产生视疲劳而出现视力减退。

3）“颈部肿块”：肌性斜颈的宝宝一侧颈部在出生后或出生后2周内可触及肿块，位于胸锁乳突肌中下段。此肿块质硬、无压痛，一般在出生后1~2个月后达到最大尺寸，部分患儿后期可因肿块的肌肉纤维化和挛缩，造成头部偏斜更明显。

4）颈部活动度受限：表现为向患侧转头的范围受限，以及向健侧侧向歪

头的范围受限，疾病程度不同，受限的程度也不同。

3. 宝宝斜颈需要做哪些检查呢

B 超检查：颈部 B 超声检查是先天性肌性斜颈诊断与鉴别诊断、观察康复治疗效果的一种有效方法，婴幼儿肌性斜颈的确诊率高达 100%。

X 线检查：排除颈椎发育异常、寰枢椎半脱位等。

4. 宝宝会一直斜颈吗，如何进行矫正

宝宝斜颈可以通过早期干预，进行及时矫正。非手术治疗适用于 1 岁尤其 6 月龄内的婴儿，包括胸锁乳突肌按摩、手法矫治、家庭牵引疗法。保守治疗的主体引导者是儿童的父母，医生为指导作用。

斜颈治疗的最佳时机是 1 岁内，通过有效的牵引治疗，部分孩子的颈部姿势偏斜缓解或完全恢复正常。超过 1 岁的孩子，胸锁乳突肌仍挛缩，颈部偏斜明显，则需要手术治疗，松解胸锁乳突肌。

（1）日常生活矫正

1）睡觉纠正：睡觉用与畸形相反的体位，如果宝宝不爱往畸形侧歪头，可以让宝宝侧身睡，母亲坐位横抱宝宝时要让患侧向上，通过抬头，训练颈部的肌肉。

2）玩具逗引：宝宝往往对新事物感兴趣，当给宝宝玩玩具时，用玩具吸引婴儿将头部转向与畸形相反的方向，或者发出声音，叫宝宝名字，让宝

宝寻找。

3）按摩颈部：斜颈一般通过推拿拉长与松弛肌肉，家长也可向专业医护人员学习按摩技巧，平时在家帮宝宝按摩。

4）姿势和体位

抱孩子方法：右侧斜颈的孩子，左手抱孩子。孩子想把头向右侧斜时，你的左胳膊正好挡着他的头，不让他头向右斜，把头扳回去。简单记忆就是，孩子哪侧斜颈，就让哪侧靠着你。

清醒时俯卧位：孩子清醒时，在成人监护下俯卧位对斜颈的治疗非常重要，孩子趴着时，头会竖起来，这样能拉伸患侧的胸锁乳突肌，强化颈部肌肉。趴着多，对以后孩子大运动发育有好处。方法是俯卧位每天总共时间1小时，或者每天至少3次，每次按孩子能承受的时间进行锻炼。孩子趴着的时候，为了能增加时间，家长可在孩子前方或者患侧逗孩子玩。

（2）先天性肌性斜颈如何进行家庭牵引疗法：家庭牵引疗法主要包括三个部分：肿块按摩、被动牵引、主动牵引。

1）肿块按摩：肿块按摩越早越好，发现颈部肿块即可开始治疗。肿块表面涂抹滑石粉或润滑油，上下轻柔按摩肿块，每天2~3组，每次10分钟左右。

2）被动牵引：我们知道儿童3月龄左右出现抬头和转头动作，故对于小于3月龄的孩子，我们采用被动牵引治疗。被动牵引主要包括：喂奶抱姿+睡眠姿势+父母辅助被动牵拉。

喂奶抱姿：目的通过头部旋转来牵拉胸锁乳突肌。故左侧斜颈可以采用右手抱姿，这样头部左旋后拉伸左侧的胸锁乳突肌。右侧斜颈采用左手抱姿，这样头部右旋后拉伸右侧的胸锁乳突肌。

睡眠姿势：目的通过头部旋转来牵拉胸锁乳突肌。可以采用俯卧位或平卧位，左侧斜颈头向左侧旋转，同时右侧放置枕头。右侧斜颈头向右侧旋转，同时左侧放置枕头。

父母辅助被动牵拉：目的通过头部旋转+头部倾斜来拉伸胸锁乳突肌。左侧斜颈采用手法被动轻柔行左侧旋转+右侧倾斜，右侧斜颈采用手法被动轻柔行右侧旋转+左侧倾斜，旋转和倾斜时达到最大限度后停滞5秒拉伸胸锁乳突肌。可和肿块按摩同时进行，每天2~3组，每次10分钟左右。

3）主动牵引：对于3月龄左右孩子，如已能抬头和转头，除了按摩肿块+被动牵引，我们还需要诱导儿童主动牵拉胸锁乳突肌。牵拉目的通过头部旋转来拉伸胸锁乳突肌，左侧斜颈左旋，右侧斜颈右旋。如左侧斜颈可通过灯光和玩具从左侧放置，诱导儿童向左侧旋转以牵拉左侧的胸锁乳突肌。右侧斜颈则从右侧放置灯光或玩具，诱导其右侧旋转。

5. 宝宝斜颈会严重到要做手术吗

斜颈手术治疗的适应证：1岁以上斜颈宝宝，保守矫正无效。最佳年龄为1~5岁。相对较轻的宝宝，则推荐先采取非手术治疗的方法，对于1岁以内开始接受正规康复治疗，且连续治疗6个月无明显效果的宝宝可进行手术治疗。

手术治疗在宝宝1~3岁进行能够获得较好的手术疗效，一般不宜超过5岁，以免影响视力或造成面部畸形。对于大年龄的儿童，斜颈造成的畸形非手术治疗矫正的概率非常小，12岁以后手术纠正的效果也不佳。

6. 宝宝斜颈治疗要多久，能完全恢复吗

斜颈治疗后，应该每隔 2~4 周随访一次，严重的就 2 周随访，一般的就 4 周随访。如果每次复诊斜颈都好转，那么可以继续在家治疗，如果没有好转，那么需要专业的物理治疗师治疗。

治疗成功的标志：看不出来斜颈，颈部转动范围正常，自主运动对称，运动发育和年龄相匹配。

7. 宝宝出现足尖着地足跟悬空，是怎么回事

宝宝在孕期产前超声检查或出生后，出现单足或双足呈现足尖朝内、足底内翻，足下垂，就可诊断为马蹄内翻足，是儿童比较常见的一种足部畸形，出生后即能发现并做出诊断。引起马蹄内翻足的原因，有的是有无明显神经功能异常的先天性马蹄内翻足；有的是由于脑瘫、脊髓异常引起的神经性马蹄内翻足。

患儿的前脚掌着地，后脚跟不着地，这种叫高弓内翻马蹄足。此外，马蹄足很多时候会同时合并跟腱挛缩，就是脚后跟的跟腱紧了，其主要症状一个是后脚跟不能着地，另外一个是不能下蹲。

因此，患儿如果要他一下子蹲下来，他会往后倾，因此他不能快速下蹲。通常，如果家长觉得孩子的步态有异常，但是也不知道什么原因的，可以让小孩去下蹲，如果小孩下蹲时就往地上倒，就需要警惕是不是马蹄足引起

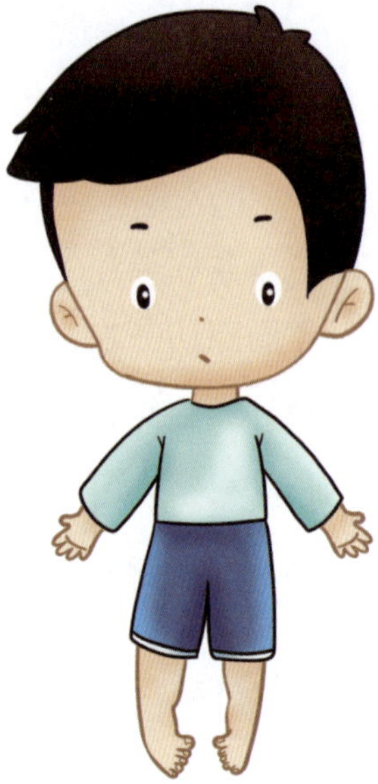

的。所以，马蹄足主要症状就是步态异常与功能的障碍。

8. 马蹄内翻足常常出现在新生儿身上，是否会遗传

马蹄内翻足分为先天性和后天获得性两种类型，先天性马蹄内翻足有一部分确实是属于遗传，比如最常见有腓骨肌萎缩症，它会是一种遗传性疾病。如果家长有这样的一个疾病，小孩出生的时候就要注意，要先带孩子去足踝外科去看，做一个早期的诊断与治疗。因为先天性马蹄内翻足，除了神经科的治疗之外，还有足踝外科的治疗，早期可以给孩子做一些手法、支具治疗，通过治疗都能够达到比较好的效果。如果错过早期治疗的机会之后，治疗起来越来越困难，可能需要采取手术治疗。

9. 马蹄内翻足需要如何治疗

马蹄内翻足的治疗，在婴幼儿时期可以通过潘塞提法治疗，是指一种通过手法，支具或者石膏，甚至一个微创的软组织松解手术，能够达到恢复正常或接近正常的足部的结构与功能。如果等到年纪大一些(手术年龄多>6月龄，以6~18月龄为宜)，或保守治疗失败的马蹄内翻足孩子，就要通过手术的矫正，比如肌肉的肌力平衡，就是肌肉转位让肌力平衡，以及截骨矫形来恢复它的结构与力线。

马蹄内翻足的治疗原则是早治疗，越早治疗效果越好。因为早期其实可以通过保守治疗，可以达到非常好的效果。等到后期的骨结构已经是畸形的，这个时候再来治疗，就要通过肌肉的转位、截骨的矫形，这时的治疗就相当复杂，而且效果没有早期那么好。

10. 宝宝臀纹不对称，是否正常

臀纹不对称高度怀疑有髋关节脱位的可能，尽早去专业机构检查。6月龄以内的宝宝，可通过B超检查进行筛查，早期发现早期治疗，有利于获得理想的治疗效果。

11. 什么是发育性髋关节脱位，如何早期发现

发育性髋关节脱位是一种动态的髋关节发育异常，包括髋关节可复位和不可复位的脱位、半脱位及全脱位，以及新生儿及婴儿的髋发育不良。婴儿期外观可见大腿、臀以及腘窝的皮肤皱襞不对称，患侧下肢短缩。屈髋90°时外展受限，被动活动可感觉患髋松弛等。行走期出现患肢跛行，有垂直的望远镜样动作，脊柱向患侧偏斜。双侧脱位者会阴加宽，脊柱腰椎生理前突加大，走路呈鸭步。

（1）发育性髋关节脱位的相关因素：这是遗传因素和环境因素共同导致的结果。对女孩、早产、臀位产、家族史及神经肌肉系统疾病的宝宝应高度引起警惕！将婴儿双髋固定于伸直位包裹绑腿的习俗增加了发病的风险。给婴儿常规穿可外展裤和宽尿布后，发病率大为下降。

（2）发育性髋关节脱位的表现：对于新生儿和婴儿临床表现较轻，症状常常不明显。主要特点是髋臼发育不良，髋关节不稳定。往往不能引起家长的注意，如果发现有以下表现应特别注意：

1）两侧腹股沟及臀横纹不对称，髋外展受限，会阴部增宽，双侧脱位时更为明显，髋关节活动少，活动时受限，蹬踩力量较健侧弱，常处于屈曲位，不能伸直，肢体短缩，跛行，呈鸭步。

2）双侧对称性脱位，早期诊断更加困难，后期会出现典型的腰椎前突，高脱位患儿有此表现。

12. 发育性髋关节脱位需要如何治疗

从出生到6月龄是发育性髋关节脱位孩子的理想治疗时间，最常用的是专业吊带，佩戴6~12周，每2~4周复查超声及X线片，直到结果正常。6~18月龄的孩子适合行手法复位，以髋人字石膏固定，每3个月更换一次石膏。石膏固定时间为9个月，复位不成功，则需手术切开复位治疗。对18月龄以上的孩子则需手术治疗。

13. 孩子出现无法下蹲和步态异常，是怎么回事

这主要可能与孩子的臀肌及其筋膜挛缩有关，主要有先天性因素和后天性因素，先天性因素见于遗传、瘢痕体质等，后天性因素可能和儿童特殊的免疫状态相关，还与外伤、感染、遗传以及臀部反复多次肌内注射等原因有关。

对于有臀部肌肉内反复注射药物病史的孩子，尤其是婴幼儿时期某些青霉素药物的肌内注射，可能会引起臀大肌筋膜纤维变性、挛缩。臀肌挛缩指肌肉纤维变性和瘢痕形成，孩子行走时出现步态异常，例如双腿走路外八字、不能跷二郎腿、下蹲受限，甚至出现髋关节弹响、脊柱侧弯、长短腿等。

14. 如何自查孩子是否中招“臀肌挛缩”

(1) 不能跷二郎腿——“跷腿不自如”。

(2) 下蹲时需分开双足或双膝——“双腿并拢时不能下蹲”。

(3) 侧身睡觉时,上边的腿不能放下——“弹响髋、两腿不能并拢”。

(4) 屈髋或下蹲时,臀部骨头凸起处有条索状物,在骨头表面皮肤下面滑动或发出响声!

15. 如何有效治疗臀肌挛缩症,术后如何康复训练

无明显功能障碍和疼痛,可嘱孩子练习跷二郎腿、并腿下蹲等动作。症状明显,影响关节活动时,通过手术彻底松解挛缩索带是治疗本病的最好方法。

术后功能锻炼包括跷二郎腿(双膝交替)、并腿下蹲(面向床尾站立,双手握住床栏,双膝并拢,腰背部挺直,足跟不能离地进行深蹲)、交叉步(双上肢向前平伸,挺胸抬头,双下肢呈“交叉步”直线行走)、直线上下楼梯、跑步、跳绳、原地跳跃等,运动量以孩子能耐受为主,循序渐进。

16. 孩子手臂牵拉后突然不能活动了，该怎么办

小儿被牵拉手臂或在床上翻滚时，突然出现手臂疼痛，不能抬举，基本可以断定是桡骨小头半脱位，这是5岁以前常见的，因小年龄儿童肘关节部位桡骨头颈部还未完全发育完善，有一个环绕桡骨颈部的环状韧带，可在某种姿势下部分突出，卡压在关节间隙导致疼痛。建议到医院骨科行手法整复。复位成功后肘部及前臂可活动自如，前臂上举无任何障碍，通常无须拍摄X线片，复位后无须固定。但如果出现局部肿胀，畸形，应行X线片检查除外骨折等情况。

发生过桡骨小头半脱位后，应尽量避免牵拉患肢，恢复期间还需要多注意休息，不能够提重物，以免导致出现再次脱位。平时还需要注意好饮食调整，需要以清淡易消化的饮食为主。通常到5岁后，就很少再发生桡骨小头半脱位了。

17. 如何预防胳膊脱臼

（1）平时牵拉（提）小儿手部时，应同时牵拉衣袖。

（2）预防跌倒。

（3）成人与小儿嬉闹时应注意方法，不能单牵（提）手。

（4）若出现上述表现，家长应带孩子及时至医院就诊。

（5）避免反复脱位，形成习惯性。

（6）穿衣服时应避免手部旋前位牵拉，应和衣袖同时拉扯。

18. 孩子拇指关节伸不直是什么问题

孩子手指关节伸不直，往往是发生了先天性拇指狭窄性腱鞘炎，也称为先天性拇指扳机指，是一种儿童骨科门诊比较常见的疾病。其主要表现为儿童拇指指间关节屈曲，不能够自己伸直，如果大人强行伸直拇指，可感觉局部的弹跳甚至听到弹响声，孩子可因疼痛而发生啼哭。

先天性狭窄性腱鞘炎好发部位在拇指、食指，可以单侧发病，也有两侧同时发病的情况，由于先天性屈指肌腱的腱鞘狭窄导致肌腱活动受限，从而出现手指不能伸直，家长多偶然发现婴幼儿拇指指间关节呈半屈曲状态，伸指活动受限而到医院就诊。而成人多发生在手腕、拇指、食指处，常由于过度活动出现肌腱、腱鞘的无菌性炎症和水肿。有些孩子出生时没有，到了几个月或者 1 岁多反而出现了，这是正常现象，因为肌腱变粗了，而纤维韧带没有变长，所以出现卡住的现象。

19. 孩子患腱鞘炎该如何治疗

症状较轻微的“先天性拇指狭窄性腱鞘炎”孩子，可以先尝试保守治疗。可以进行轻柔的手法按摩，用支具轻轻将手指固定在伸直位，平时注意检查血运情况，每天主被动锻炼几次。避免局部损伤，避免着凉，避免玩较硬的玩具，减少掌指关节的不良刺激。

在 2 岁内有 30% 左右的孩子有自愈的可能性。对于症状较重的病例或经保守治疗不见缓解的孩子，一般超过 2 岁自愈可能性极小，就需要手术治疗了。通常拇指完全卡住不能被动伸直持续 6 个月以上的孩子，只要年龄大于 1 岁就可以行手术治疗了。对于拇指偶尔伸直，保守治疗无效的孩子，通常在年龄大于 2 岁时也建议手术治疗。手术方法推荐皮肤切开直视下切除部分环状韧带及鞘管，直到拇指掌指关节可以被动屈伸自如、无嵌顿为止。

20. 孩子得了脆骨病是怎么回事

脆骨病又称成骨不全、瓷娃娃，是一种因间充组织发育不全、胶原形成障碍引起的先天性遗传性疼痛而罕见的遗传性骨病。因为患病孩子的骨骼像瓷娃娃一样脆弱，所以常被人称为“瓷娃娃病”。表现为骨脆性增加、蓝巩膜、耳聋、关节过度松弛、肌肉薄弱、颅骨发育不良者脸呈倒三角形，可伴有脑积水。牙齿发育不良，侏儒，皮肤瘢痕宽度增加。男女孩发病比例大致相同，属于罕见病之一。

21. 患瓷娃娃病的孩子有哪些不同之处

瓷娃娃病主要表现为蓝巩膜、耳聋、关节松弛、牙齿异常、矮小畸形、多汗、体温异常等。因为骨质的脆弱，从而在外力的作用下，容易发生骨折的现象，常发生在长骨或肋骨部位，瓷娃娃病按病情的轻重，还分为产前型和产后型，产前型最为严重，出生时就可发生骨折，容易出现死胎或出生后不久死亡，产后型较轻，到儿童期才发生骨折。

22. 确诊瓷娃娃病了，该怎么治疗

令人遗憾的是，现在暂无根治瓷娃娃病的方法。现阶段治疗以对症治疗为主，旨在增加孩子的骨密度、降低骨折率、改善骨畸形、提高生活质量。主要包括：

（1）生活方式干预：包括注意避免跌倒、加强功能锻炼、进食含钙丰富的食物等。

（2）药物治疗：主要包括适量的钙剂与维生素 D 的治疗；目前广泛使用的较有效果的药物是双膦酸盐类，甲状旁腺素类似物、RANKL 单克隆抗体等药物也可能有一定疗效。

（3）手术治疗：对于发生不稳定骨折、骨折延迟愈合或不愈合；出现严重骨骼畸形、严重或反复关节内骨折造成创伤性关节炎，活动受限明显，影响生活质量时，需行手术治疗。

23. 孩子局部肢体肿胀但不痛，是怎么回事

单纯性骨囊肿是一种好发于儿童及青少年长骨干骺端的局限性破坏性骨病损。多因外伤或病理性骨折后意外发现。无外伤的，一般没有疼痛，股骨上端病变常因步态异常才引起注意。

24. 孩子突然骨折发现了骨囊肿，需要如何治疗

小的骨囊肿发生病理性骨折后偶可自愈。较大的骨囊肿需手术刮除囊壁和内部的纤维膜，并植骨填充囊腔，否则骨囊肿照常发展。手术最好在稳定期进行，即囊肿远离骺板，生长活动停止阶段。不宜在活动期手术，否则容易复发。

25. 日常生活中，如何判断孩子骨折了

儿童骨折的类型多种多样，常见的包括青枝骨折、骨骺分离、干骺端骨折等。由于儿童骨骼与成人不同，他们的骨骼较为柔软，所以骨折时常常出现不完全性骨折，即青枝骨折。骨骺是儿童骨骼的生长点，因此骨骺分离也是儿童常见的骨折类型。

儿童骨折后，常见症状包括疼痛、肿胀、变形、活动受限等。诊断骨折通常需要通过 X 线、CT 等影像学检查。

26. 孩子骨折了该如何治疗

儿童骨折的特点是：骨折愈合快、可塑性强、再塑形和过度生长、骨骺滑脱。儿童骨折不强求解剖复位，通过闭合复位石膏制动或牵引复位达到骨折愈合，绝大多数可以得到满意的最终结果。需要根据发生骨折时不同的年龄、不同的部位、不同的类型来决定复位位置及手术指征，进行手术治疗。

保守治疗主要包括固定、复位、石膏固定等；手术治疗则适用于复杂骨折或保守治疗无效的情况。康复方法包括物理疗法、康复训练等，旨在帮助孩子尽快恢复功能。

扫码看视频，
伸指、握拳运动

扫码看视频，
腕关节伸屈运动

扫码看视频，
肘关节伸屈运动

扫码看视频，
前臂外旋转运动

扫码看视频，
肩关节外展、内旋运动

扫码看视频，
抬臂运动

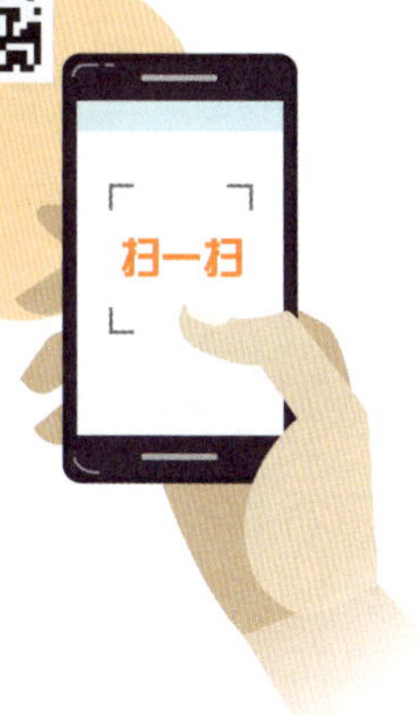

27. 孩子骨折打了石膏后，回家护理需要注意些什么

石膏固定是骨科临床常用的治疗方法之一，根据不同疾患选用相应的固定方式，方能达到理想的治疗效果。有以下居家护理重点：

（1）在搬运、翻身或改变体位时，需注意保护石膏，防止折断。

（2）保持室内温度在22~24℃，湿度在50%~60%，保证石膏干燥清洁，如有浸湿或异味请及时就诊。

（3）石膏内皮肤有瘙痒感，可用筷子在石膏外侧进行轻轻敲击，不可用坚硬物品刮挠，以免引起皮肤破损而导致感染。

（4）体位：抬高患肢，置于功能位，病情允许，并协助每两小时翻身一次，以利于静脉及淋巴回流，利于肿胀的消退。

（5）皮肤护理：按摩石膏边缘处、尾骶部、足跟处以及受压处皮肤，促进血液循环，防止压力性损伤。

（6）饮食指导：给予高蛋白、高纤维、易消化饮食，避免营养过剩，引起便秘及压力性损伤；忌食瓜子类食物，防止碎屑飘落至石膏内，导致皮肤破损溃烂。

（7）功能锻炼：上肢行石膏固定治疗者，患肢肌肉等长运动、握拳运动60组/日。

（8）下肢行石膏固定治疗者，患肢肌肉等长运动、足背背伸、跖屈运动60组/日，扩胸运动60次/日，抬臀运动60次/日。

（9）随访：石膏一般固定4~6周，定期复查，根据X线片及骨折愈合情况拆除石膏，固定期间如有异常，及时就诊。

28. 孩子骨折经治疗后出院，受伤的肢体要注意观察什么

如发现孩子的患肢青紫、发绀、肿胀、疼痛、麻木、动脉搏动减弱或消失；患肢皮肤感觉与健侧感觉不同等异常，应及时就医。

石膏固定肢体的护理：参照石膏固定居家护理要点，此外，家长需要注意保持孩子伤口的清洁干燥，避免感染。要观察伤口有无渗液的情况，询问孩子有无患侧肢体疼痛，注意有无体温升高，石膏里有无刺激性气味等。一旦有上述情况发生，请及时至医院开窗换药。

29. 孩子骨折经治疗后，如何进行康复训练

儿童骨折经治疗后患肢功能锻炼，可以促进患肢肿胀的消退，骨折的康复。

（1）骨折后石膏固定

1）肱三头肌、股四头肌、臀肌等长收缩锻炼：20 秒/组，每次 20 组，每天 3 次。

2）握拳运动：每次 20 组，每天 3 次。

3）足趾、足背伸跖屈运动：每次 20 组，每天 3 次。

4）直腿抬高运动、膝关节屈伸运动：每次 20 组，每天 3 次。

5）抬臀运动：10 秒/组，20 组/次，每 2~4 小时做一组。

6）扩胸运动：每次 20 组，每天 3 次。

（2）皮肤牵引治疗

1）肩关节内外旋运动　上肢皮肤牵引72小时后，可下床进行肩关节内外旋运动，每次20组，每天3次。

2）踝泵运动　下肢牵引时，指导孩子踝泵运动，每次20组，每天3次。

（3）拆除石膏后：增加肘、腕关节、足踝关节、膝关节、髋关节的主动活动，屈髋，屈膝练习，每次20组，每天3次。进行被动活动时动作轻柔，以孩子不引起剧烈疼痛为宜，禁止被动反复粗暴屈伸肘、腕关节、髋关节和膝关节，以免再度损伤。

30. 孩子骨折后有什么并发症，该如何预防

儿童骨折后常见并发症有压疮，伤口处感染，便秘，坠积性肺炎，足下垂，石膏综合征，血管和神经损伤，关节僵硬，肌肉萎缩。具体预防措施如下：

（1）压力性损伤：每2~4小时为孩子翻身一次，定时释放受压部位皮肤，保持皮肤干洁。

（2）伤口处感染：保持伤口或手术切口敷料干燥，避免大小便污染、浸湿伤口。

（3）便秘：长期卧床，肠蠕动减慢，容易发生便秘，指导高蛋白、高纤维、易消化清淡饮食，适当腹部按摩和功能锻炼。

（4）坠积性肺炎：指导孩子功能锻炼。

（5）足下垂：定时检查石膏松紧度，严密观察患肢有无疼痛、麻木、感觉减退、足处于跖屈位且完全不能自主背伸与内、外翻等症状；保持踝关节中立位，如发现有足下垂症状，及时就医。

（6）石膏综合征：石膏综合征是一类因石膏过紧或因孩子不停哭闹和进食诱发的急性肺或胃扩张为主的一系列症状。经常检查石膏松紧度，如发现孩子进食不久后不停哭闹或出现气促、发绀、心率等异常情况时，及时报告医生予石膏开窗，指导孩子少食多餐，不可过饱、过急。

31. 孩子骨折后石膏固定多久才能拆除

儿童骨折后，石膏一般要固定 4~6 周，复查摄片，根据骨痂形成情况，拆除石膏，特殊情况，需根据医生嘱托，依病情而定。

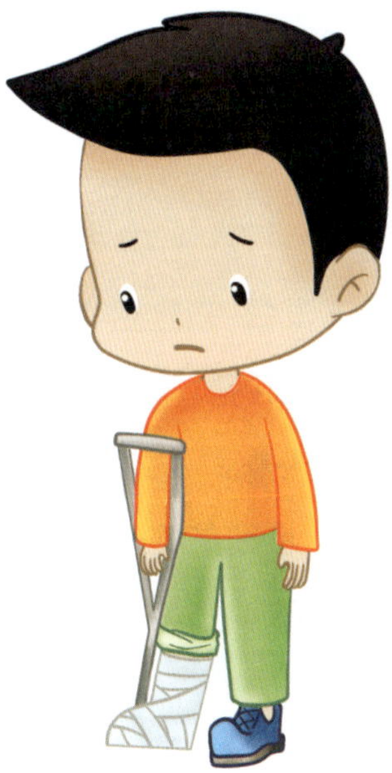

32. 孩子骨折术后钢钉/钢板什么时候取

（1）何时取出钢钉：家长所称的钢钉，一般分为：髓内钉和克氏针。下肢骨折后行髓内钉内固定，需要6个月以上取出；上肢骨折后行髓内钉内固定，需要4个月以上取出；骨折后经皮克氏针固定一般不超过8周拔除；骨折后经皮下克氏针固定，根据骨折愈合情况拔除。

（2）何时取出钢板：上肢骨折后行钢板固定，一般6个月以后取出钢板；下肢骨折后行钢板内固定，一般6~10个月取出钢板，如有特殊情况，根据医生嘱托，具体处理。

33. 孩子骨折后，什么能吃，什么不能吃

孩子骨折后，建议给予高蛋白、高维生素、高钙、清淡易消化饮食，多吃新鲜蔬菜、水果，补充维生素C和钙质，促进骨折愈合。同时，要避免食用过于油腻、辛辣的食物，以免影响康复。

少食多餐，避免营养过剩，特别是下肢骨折孩子，短期内体重增长过快会加重患肢负担。忌食碳酸类饮料，以及坚果类食品，以防碎屑飘落石膏、伤口内，引发皮肤破损感染。

34. 孩子骨折后要多久痊愈，多久能上学

儿童骨折后一般完全愈合期为 3~6 个月。

（1）孩子上肢骨折后，可以将患肢用悬臂吊带悬挂在脖颈，不影响走路，可以上学，但是要注意不要追逐、奔跑，以防摔跤，引起二次伤害，建议待石膏拆除后，根据医生嘱托确定上学时间。

（2）孩子下肢骨折后，要抬高患肢，促进肿胀消退，而且不便于行走，上学后，坐姿时间长，会加重下肢肿胀，不建议上学，待患肢石膏拆除后，锻炼一段时间后，根据病情恢复情况，遵医生嘱托决定上学时间。

35. 骨折后受伤的胳膊或腿要抬多高，抬高多久

儿童骨折经治疗后，如无骨-筋膜室综合征，需要抬高患肢，可以使患肢静脉、淋巴回流更通畅，毛细血管压力降低，组织液生成减少，促进患肢肿胀消退，缩短肿胀持续天数。儿童上肢骨折后，患肢抬高 60° 为消除肿胀的最理想的角度；儿童下肢骨折后，患肢抬高 35°~45°。在肿胀消退前，均需要抬高患肢。

36. 孩子骨折打了石膏后，可以活动吗

骨折的治疗原则是复位、固定、功能锻炼。因此骨折后，患肢经石膏固定的关节避免活动，以免引起骨折移位错位。石膏固定范围以外的关节可以活动；石膏固定的肢体可以进行伸指、握拳锻炼，避免肌肉萎缩，促进血液循环，利于肿胀消退。待病情恢复允许，石膏拆除后，遵医嘱进行骨折部位关节的屈伸锻炼。

37. 孩子骨折后，能做微创手术吗

所谓微创，即通过最小的损伤带来最佳的治疗效果。儿童骨折微创技术包括：闭合复位外固定技术、闭合复位经皮穿针技术、儿童弹性髓内钉技术、儿童外固定架技术。

38. 孩子被意外割断了手指，该如何处理

被锐器割伤手指，导致手指皮肤组织游离脱落，或者手指离断，应尽快将皮肤组织或断指用干燥洁净的纱布包裹，放在干净的塑料保鲜袋内，扎紧保鲜袋，用毛巾包裹保鲜袋后，再放置在装有冰块的大袋子或保温箱内。勿浸湿皮肤组织或断指，也不要直接接触冰块。另外，应迅速就医。

39. 小孩经常喊腿疼，是生长痛吗

在儿童生长过程中会出现下腹部疼痛或者是下肢疼痛现象，却检查不出疾病，其实这可能是一种正常的生长痛，家长们也不需要过于担心，可是有很多的父母都表示不理解，为何会出现生长痛，那么什么是生长痛呢?

生长痛主要表现为反复发作的双下肢间歇性疼痛，因为常常发生于儿童的生长发育期而得名。疼痛发生在膝关节周围、小腿的后侧(占 80%)，大腿、上肢(占 20%)等部位的疼痛，没有外伤史，白天活动正常，没有跛行等，检查没有异常的体征。经检查后，排除其他致病原因后，可确定为生长痛。

生长痛常见于 2~12 岁的健康儿童群体，典型的生长痛为双下肢痛，多数为酸胀痛、针刺样痛，少数为钝痛、隐痛。傍晚或夜间发作约占 60%，多在夜间快睡着或睡着后痛醒；白天发作约占 20%，白天、夜晚都发作约占 20%。每次持续为几分钟至半小时；多数患者 1 周左右发生一次，严重者

可能每天都会发生。家长需要了解生长痛，改变对生长疼痛的消极态度，消除或降低对生长痛的焦虑和恐惧。孩子疼痛发作时常喜按摩，可采取局部使用温水热敷的方法，疼痛较重时可局部按摩辅助涂抹少许活血化瘀药物。

通常情况下，生长痛不是缺钙引起的，如果没有实验室检查发现缺钙，没必要服用钙制剂。生长痛发生较频繁的时期，白天适当减少孩子的活动量，晚上可适当按摩、温热水泡脚和小腿。

小儿生长痛会很快治愈（自愈），不会产生后遗症，或影响小儿正常发育。

需要提醒的是，骨肉瘤有着比较高的死亡率，在最初的时候病情比较轻，但是伴随着病情发展也会出现明显的疼痛现象，有不少的孩子都会在夜晚，因为剧烈的疼痛而影响到睡眠，后期因为毒素的刺激再加上痛苦的折磨会出现明显的并发症，比如说食欲缺乏、精神萎靡、面色苍白、贫血以及进行性消瘦。所以，孩子出现下肢反复疼痛，应到专科医院就诊，排除其他疾病导致的疼痛。

40. 孩子总是喊膝盖痛，严重吗

如果小朋友说膝部间断疼痛；在长时间跑步或骑车后出现膝部酸痛；偶尔发现膝盖伸不直，甩甩腿又好了；经常发现膝盖里面弹响；发现这些问题的家长可能要注意了，小朋友可能有盘状半月板，或者盘状半月板伴有损伤。

有盘状半月板的孩子在没有出现半月板损伤时可能没有症状，或少数可在屈膝等活动时发现膝关节有弹响。在出现盘状半月板损伤时可表现为膝部疼痛、酸胀、无力、打软，典型症状可表现为膝关节伸直 20°~30° 时发出清脆的弹响，部分会出现突然跪倒感。自检时可以发现膝关节间隙处的压痛，损伤厉害者甚至可以摸到膝盖内条索样突起物滑进滑出感。因此，在长期出现上述症状的时，建议及时去医院检查。医生通过膝部查体结合膝关节 MRI 可以明确诊断。

41. 为什么孩子屁股总是反复喊痛

儿童出现腹股沟区、大腿、膝关节不适或疼痛；无痛性跛行等症状，要注意儿童髋关节一过性滑膜炎。建议及时去医院检查。

42. 为什么宝宝走路会出现内八字或外八字，需要如何治疗

儿童处于生长发育的过程，大部分内八字和外八字均为正常发育过程的变异，随生长发育可以自行好转。

（1）外八字：表现为行走时双足向外旋转。婴儿的髋关节和大腿因宫内姿势的原因，出生时会有外旋挛缩，故儿童初次站立和行走时可表现为外八字足，需要 1~2 年缓解。大龄儿童行走外八字多由于胫骨或股骨外旋所致，无法自行缓解，需要手术矫正。青少年扁平足会导致足外旋，表现为行走外八字畸形。

（2）内八字：指行走时双足向内旋转，内八字足较外八字足更为多见，多继发于足内收、小腿内旋（胫骨内旋）、大腿内旋（股骨内旋）。学步儿童（4岁内）内八字多为胫骨内旋所致，随生长发育胫骨内旋多能自行改善，内八字畸形可以自愈。4岁以上儿童内八字多为股骨内旋所致，多为儿童喜欢跪坐及W形坐姿引起的股骨近端前倾角加大。

走路时，脚尖向内就是内八字，在行走的时候，脚尖是向内的，脚印是向内的。内八字不是一个疾病，是一个症状。大多数是下肢的正常的变异导致的，青春期后多会变正常；即使不变正常，通常对身体也没什么危害。当然，病理性内八字也有，例如有的脑瘫的孩子有内八字表现。

内八字多不用治疗，自己能好。跖骨内收的，在2岁内多能自行恢复；胫骨内旋的，在5岁左右时多能自行恢复；股骨内旋的，在11岁左右多能自行恢复。

43. 孩子两只胳膊不一样长，两条腿不一样长，可以进行手术矫正吗

肢体不等长是指双侧上肢或下肢长度不等。是单一或多个骨短缩或生长过度造成，是人类四肢较常见的畸形。主要由先天性肢体发育畸形、先天性关节畸形，或是骨关节感染、创伤后遗症、骨肿瘤、脊髓灰质炎后遗症、骨不连骨缺损等原因导致。

上肢不等长<5厘米不影响功能和外观，但下肢不等长>2厘米就出现步态异常，严重短缩者多伴有骨与关节畸形，引起重度跛行和肢体功能障碍。因此，肢体不等长主要涉及的是下肢。

Ilizarov 外固定延长支架可治疗儿童下肢畸形，矫正肢体畸形或肢体延长。该技术治疗双下肢短缩、成角畸形，同时解决肢体短缩、成角畸形的问题，并且可以早期负重行走，恢复上学等活动。避免长时间卧床可能造成的并发症。可以双下肢同时手术矫形，相对缩短了治疗时间。

第四章

心胸外科疾病篇

1. 宝宝胸部凹陷是什么问题

（1）宝宝前胸位置有个漏斗样的凹陷是什么问题：儿童胸部正中凹陷，形如漏斗，称为漏斗胸，是一种先天性、家族性疾病，男孩较女孩多见。表现为胸骨和下肋软骨（通常是第 3~7 肋）由前到后向脊柱方向的下陷，形成向前开口的漏斗状畸形，呈舟状或漏斗状，常有轻度驼背、腹部凸出等特殊体型。除畸形较轻者，均应手术治疗，3~4 岁后即可手术治疗，早期手术疗效好。漏斗胸属于先天性畸形，不是缺钙造成的，因此补钙不能治疗漏斗胸。

（2）什么原因引起漏斗胸，是家族遗传病吗

1）遗传因素：漏斗胸可能与遗传有关，有家族史的发病率较高。

2）肋骨和肋软骨发育异常：肋软骨生长过快。往前凸（鸡胸）或往后凹（漏斗胸）。

3）膈肌纤维异常：膈肌纤维前面附着于胸骨体下端和剑突，膈中心腱过短时将胸骨和剑突向后牵拉。

4）维生素 D 缺乏：佝偻病，骨质软化。

（3）漏斗胸除了外观异常，会有其他不适吗：除了有外观上胸部凹陷、肩膀前伸和驼背、上腹突出，可能影响心肺功能，挤压心脏，引起心脏杂音、心律失常、导致气短、心率加快、胸部疼痛及压迫感。可能出现反复呼吸道感

染，生长发育迟缓等问题。

（4）漏斗胸需要手术吗：轻度漏斗胸可以非手术矫正，包括负压吸盘、小杠铃扩胸运动、健康操等。重度漏斗胸需要手术矫正。

漏斗胸吸盘是有效辅助治疗方法，可以治疗轻度至中度患儿，年纪越小效果越好。

方法：吸盘对准凹陷区域，轻轻按压，一手持压力表一手按压球囊，增大力度，凹陷抬升，抬平，关闭密封夹，取下压力表，吸盘维持 2 小时，接球囊，打开密封夹，取下吸盘。

（5）漏斗胸孩子术后需要注意些什么

1）术后大部分孩子疼痛比较严重，建议使用镇痛泵及口服布洛芬混悬液进行疼痛干预。

2）术后背部保持挺直，两个月内不弯腰搬重物，3 个月内不要进行剧烈运动。

3）睡觉时尽量平卧。

4）手术 3 个月后坚持做扩胸运动。

5）定期门诊复查，漏斗胸支架一般两年后取出。

6）如遇外伤后出现呼吸困难、胸痛，需立即就诊。

2. 小肠为啥跑到了胸腔里

（1）什么是先天性膈疝：先天性膈疝是一种危及生命的异常，死亡率高达20%~40%，表现为膈肌缺损，腹部器官通过膈肌进入胸腔。在胎儿时期，肺的生长受到胸腔挤压的限制，出生后可能肺发育不全，肺动脉高压等。治疗原则为手术治疗。

（2）膈疝有什么症状：膈疝的症状取决于疝入的器官和组织是否发生嵌顿和绞窄。主要症状包括胸痛、胸闷、气促、咳嗽、上腹部疼痛等。胸痛时可能为剧烈撕裂痛，可放射至背部或肩部，咳嗽和呼吸时加重。上腹部疼痛通常隐痛或胀痛，可放射至背部，进食后加重，可伴恶心、呕吐、便秘等。

（3）膈疝做完手术要注意什么

1）术后尽早下床活动，活动逐渐增加。

2）合理饮食，家属予孩子高蛋白、高热量、富含维生素饮食，少食多餐，喂养时应注意防止孩子呕吐、误吸。

3）家属要注意孩子的呼吸、面色情况，防止呼吸道感染。

4）孩子应定期复诊，如有发热、胸痛、咽下困难、呕吐、腹胀等不适及时就诊。

3. 食管断开是怎么回事

（1）什么是先天性食管闭锁：先天性食管闭锁是一种严重消化道发育畸形，为食管上下段不相连，多发生于新生儿。表现为唾液不能下咽，出生后即流涎、吐白沫等。每次哺乳均出现呛咳、呕吐，易引起肺部感染，进而出现发热、气急及呼吸困难。另外，由于进食困难，孩子一般伴脱水、消瘦，严重者可导致死亡。该病明确诊断后应尽早实施手术治疗。目前食管闭锁的治愈率是 90% 以上。

（2）食管闭锁术后什么姿势比较合适：先天性食管闭锁术后孩子宜置半卧位，可减少胃液流入呼吸道的危险。

（3）术后在家如何护理：食管闭锁术后可以进行喂奶，密切监测患儿呼吸，吃奶及生长发育情况，定期门诊复查。但是部分患儿术后一个月左右可能出现食管狭窄，吃奶后容易呕吐，若出现呛咳、呕吐到医院做食管造影，若有狭窄，可以入院进行食管扩张。

4. 气胸是胸部进气了吗

（1）什么是气胸：气胸就是由于各种原因导致胸膜腔内气体积聚促使肺萎陷，引起机体一系列病理生理改变。肺组织损伤或胸壁创伤是引起气胸的主要原因。气胸分为自发性气胸和创伤性气胸。创伤性气胸指的是由外界原因导致肺或者胸膜破裂形成的气胸，比如刀或肋骨骨折刺破了肺以及胸膜等会出现气胸叫创伤性气胸。自发性气胸指的就是没有这些外界的因素，自己发生的气胸，通常来讲自发性气胸都是由肺大疱破裂引起的。气胸会导致肺脏被压缩而引起呼吸困难，常需要紧急处理。

（2）怎么检查能确定是不是气胸：可以通过胸部 X 片/CT 确诊。

（3）得了气胸有什么不适：气胸一般分为闭合性、开放性和张力性。其各自的临床表现如下：

1）闭合性：多病发于肋骨骨折。积气量大时孩子会出现胸闷、胸痛、气促和呼吸困难。

2）开放性：多并发于胸部穿刺伤。孩子会出现为气促、明显的呼吸困难、鼻翼扇动、口唇青紫，重者伴有休克症状（四肢发冷、脸色苍白、体温下降、神志不清，神志昏迷等）。

3）张力性：主要原因是较大的肺泡破裂、较大较深的肺裂伤或支气管破裂。孩子会出现严重的呼吸困难、青紫、烦躁、意识障碍、昏迷、休克，甚至窒息。气胸是一种会呼吸的痛。

（4）为什么瘦高男生容易中招：瘦高体型的人胸壁肌肉较薄，在出现胸膜腔内压下降，比如打篮球、跑步时对抗能力比较差，容易出现肺泡破裂。

（5）得了气胸怎么办：得了气胸，应该做的第一件事就是不管病情轻重，一律及时就医！ 因为部分气胸患者会转变为张力性气胸，并危及生命！

保守治疗：轻度气胸患者应绝对卧床休息，充分吸氧，尽量少讲话，使肺活动减少，有利于气体吸收和肺的复张。

胸腔闭式引流：对于中、大量气胸则需要胸腔闭式引流术。胸腔闭式引流是将引流管一端放入胸腔内，而另一端接入比其位置更低的水封瓶，以便排出气体或收集胸腔内的液体，使得肺组织重新张开而恢复功能。

外科治疗：持续引流气体迁延不愈，外科手术封堵治疗。

（6）留置胸腔闭式引流管要注意什么

1）保持管道妥善固定、通畅，床上活动时避免胸腔引流管受压、扭曲。

2）避免管道牵拉，以免引起切口疼痛或脱管。

3）协助孩子半卧位，以利于孩子呼吸和引流，维持管道引流通畅，尽量卧床休息，外出检查时夹闭管道，防止逆行感染。

4）下床活动时禁止手提引流管及连接管，引流瓶应处于水平位置，禁止倾斜歪倒。

5）若引流管连接处脱落或引流瓶损坏，应立即用手反折管道，呼叫医护人员。

6）如若引流管从胸腔滑脱，应立刻用手捏闭伤口处皮肤，立即呼叫医生，及时处理。

（7）气胸容易复发吗：在出院回家的休息期间，应该避免重体力活、乘坐飞机、潜水等。高瘦体型的青少年应避免剧烈活动，保持大便通畅，防止便秘。

正确及时地接受治疗，大部分患者的预后是比较好的，复发仅限于少数人。因此得了气胸不必太担心，绝大部分患者生活不会受到影响。

5. 室间隔缺损严重吗

（1）什么是室间隔缺损：室间隔缺损是心脏胚胎发育异常而形成左、右心室间的异常通道，发病率占小儿先天性心脏病的 30%~50%。

（2）室间隔缺损有哪些症状呢：小型的缺损无明显症状，大中型缺损在新生儿期及婴儿期即出现症状，表现为喂养困难，吸吮时常因气急中断、面色苍白、多汗、生长发育较同龄儿童落后，容易出现反复肺部感染，长期肺动脉高压孩子多有活动能力下降及青紫。

（3）室间隔缺损要不要手术呢

保守治疗：位于膜部周围小室间隔缺损（<5 毫米），不会引起肺动脉压

力增高，不需要手术干预。

介入治疗：缺损位于膜部，年龄 3 岁以上，体重超过 15 千克，缺损范围 3~15 毫米，室间隔缺损周围有空间，可以放置封堵器。

手术治疗：比较大导致心内大分流的室间隔缺损，无论位于什么位置，若引起肺动脉压力增高，影响生长发育，需要手术干预。

（4）术后多久能接种疫苗：宝宝术后 3 个月，若门诊复查结果满意，心功能无异常，一般情况良好，可以正常接种疫苗。

存在心功能不全、合并免疫缺陷、严重营养不良宝宝需要专科医生进行评估后决定是否可以接种疫苗。

6. 出生后动脉导管未闭合是怎么回事

（1）什么是动脉导管未闭：动脉导管是胎儿期连接肺动脉与主动脉的生理性血流通道，胎儿出生后，肺膨胀并承担气体交换功能，肺循环和体循环各司其职，动脉导管可在数月内失用闭合，各种原因造成婴儿期应闭合的动脉导管在 1 岁后未能正常闭塞，即为动脉导管未闭。

（2）动脉导管未闭会有哪些症状：一般无特殊症状，婴儿时期有反复呼吸道感染、气急、乏力、多汗、心慌、发育障碍，如肺动脉压力过高可出现不同程度的青紫。

（3）心脏术后宝宝伤口愈合需要注意些什么：一般术后 10~14 天进行伤口拆线，具体根据每个孩子的体质有个体差异。如出院了没有拆线就需要伤口换药，常规应 2~3 天换药一次（伤口敷料如有外渗或潮湿及时更换）。

（4）心脏术后孩子活动家长需要注意哪些

1）如手术纠治彻底，术后 3~4 天可适当下床活动，不会行走的婴儿可由家长抱起翻身，伸伸手臂，拍拍背部。有活动后气短、夜间呼吸困难、心慌的孩子则需绝对卧床休息 2~3 周甚至更长，以减轻心脏负担，利于心功能恢复。

2）术后应该尽量减少婴幼儿长时间的哭闹，及时喂奶、更换尿布。3~6 岁的孩子可以适当散步、游戏；学龄儿术后早期应卧床休息或在床上活动，以后可以下床散步。术后 6 周内，应避免一切影响手术伤口的剧烈活动，比如攀爬、骑自行车、溜冰及上体育课等，避免提重物。

3）术后 3~6 个月不要剧烈活动，学龄儿童术后 3 个月后可上学，但不参加体育课，半年后复查经医生证实恢复良好，可逐渐恢复活动和学习。

7. 宝宝指端发紫，奔跑过程会突然下蹲怎么回事

在医学上，蹲踞现象是一种特殊的强迫体位，多见于法洛四联症的患儿。

表现为患儿行走或游戏时出现双腿屈曲、蹲下片刻的特殊体位，后又恢复正常行走，蹲踞反复出现。这是法洛四联症病儿临床上一种特征性姿态，蹲踞可缓解呼吸困难和发绀。

（1）什么是法洛四联症：法洛四联症是联合的先天性心血管畸形，主要有四种心脏结构畸形：室间隔缺损、肺动脉狭窄、主动脉骑跨、右心室肥厚。婴幼儿患病率为 0.2‰，在儿童青紫型心脏畸形中居首位。70% 法洛四联症患儿不经手术生存 6 个月，50% 生存到 2 岁，40% 生存到 5 岁，20% 生存到 10 岁。

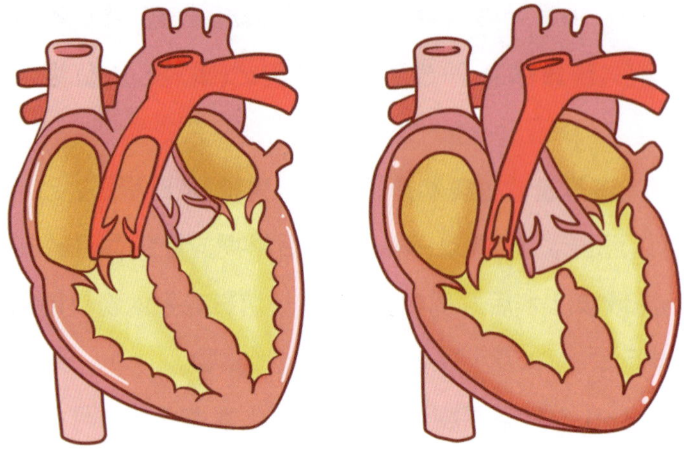

正常心脏　　法洛四联症心脏

（2）法洛四联症有什么症状

1）青紫：孩子稍一活动，如吃奶、哭闹、走动，即出现呼吸急促和青紫加重。

2）缺氧发作：年龄小的孩子常在吃奶、晨起大便时出现阵发性呼吸困难、烦躁、青紫加重，每次发作数分钟至数小时，常能自行缓解，年长儿常主诉头晕、头痛。

3）蹲踞：婴儿喜竖抱时将双腿屈曲，大腿贴腹部，侧卧时双腿屈曲，年长儿常双腿交叉，行走或站立过久时因气急而主动下蹲片刻。

4）杵状指：指（趾）端青紫，膨大如鼓槌状。

（3）术后为什么痰多，要吸痰吗：因为心脏手术麻醉过程中孩子进行了气管插管、体外循环手术方式的影响、年龄小不会咳嗽、体质弱咳嗽无力、肺部感染等原因导致心脏病孩子术后痰液较多。吸痰主要是清除孩子呼吸道内过多的分泌物、痰液，从而减轻呼吸急促、喉咙口痰多、吃奶费力、容易青紫的症状，不能自己咳出痰液的孩子要及时为其吸出，保持呼吸道通畅，避免肺部感染。

（4）做雾化吸入治疗有哪些注意事项：雾化吸入是用雾化吸入器将药液

雾化成微小颗粒，使药物通过吸入的方式进入呼吸道和肺部，具有起效快、局部药物浓度高、用药量小、应用方便及全身不良反应少等优点。

雾化吸入时注意：

1）垂直握持，婴幼儿可抱起用面罩罩住口鼻，年长儿可坐起，嘱患儿用口吸气，用鼻呼气，年龄较小患儿应保持安静，避免哭闹，可在睡眠状态下进行。

2）氧流量调至6~8升/分，观察出雾情况，出雾量应逐渐增加，可调整氧流量进行调节；雾化时间不宜过长，一般不超过15分钟。

3）雾化治疗前半小时尽量不要进食，避免雾化吸入过程中起雾刺激，引起呕吐。雾化结束后及时清洁，防止药液残留，引起过敏。

4）雾化后及时拍背以利于黏附于气管、支气管壁上的痰液脱落，保持呼吸道通畅。

5）雾化吸入装置专人专用，避免交叉感染，每次使用后需进行清洁并干燥存放，以防污染。

（5）术后饮食有什么要注意的

1）无须特别“忌嘴”，主要根据术后孩子的体重、尿量，心功能恢复情况逐步加量，不要过多进食，饮食合理搭配，不要盲目食用补品。烹调食物时，尽量避免油炸，以植物油代替动物油。

2）少量多餐，减少胃部膨胀而压迫胸腔，影响呼吸。

3）若孩子口服用利尿剂（呋塞米）及洋地黄类药物（地高辛）时，应多补充含钾高的食物。水果类如香蕉、柑橘、凤梨、番茄、葡萄、哈密瓜、苹果、西瓜；肉类如鸡肉、羊肉、牛肉；米类如糙米。

8. 先天性心脏病术后居家观察注意什么

（1）先天性心脏病术后应尽量避免感染，少去人群密集的地方，如出院后出现呼吸道感染表现，症状轻微的，可暂时居家观察，如症状明显，建议及时就诊。

（2）心胸外科切口拆线时间一般为术后10天。如出院时未拆线，可术后10天到医院拆线。3天后切口无红肿、渗液，可去除敷料，并可淋浴后应尽快擦干切口，待切口结痂完全脱落后可正常洗浴。拆线后，如切口有发红、渗液，仍需保持干燥清洁，就近换药消毒。

（3）先心病宝宝出院后应定期监测体重增长，如体重增长不满意或停滞，需积极寻找原因，或向医生咨询。

（4）出院后，如宝宝出现精神不振，气促、呼吸费力、点头样呼吸，面色口唇青紫发绀，食欲缺乏、吃奶费力，尿量少、水肿等情况，提示患儿病情有变化，需及时就诊。

9. 怎么训练呼吸功能

（1）腹式呼吸：吸气时腹部凸起，呼气时腹部凹入。

1）方法：患儿取舒适卧位，可取仰卧位或半卧位，两腿屈膝或膝下垫一软枕，全身放松，双手分别置于前胸和上腹部，闭嘴用鼻缓慢吸气，膈肌松弛，腹部的手有向上抬起的感觉，而胸部的手原位不动，稍屏气后缓慢呼气，腹肌收缩，腹部的手有下降感。

2）注意事项：患儿可每天练习，每次 5~15 分钟，呼吸要深长而缓慢，尽量用鼻不用口。腹式呼吸有助于增加通气量，降低呼吸频率，还可增加咳嗽、咳痰能力，缓解呼吸困难。

（2）缩唇呼吸：鼻吸，缩唇口呼。

1）方法：患者闭嘴经鼻吸气，缩口唇做吹口哨样缓慢呼气。

2）注意事项：吸气与呼气时间比为 1∶2 或 1∶3，尽量做到深吸慢呼，呼气时缩唇大小程度由患者自行选择调整，以能轻轻吹动面前 30 厘米处的白纸为宜。每分钟 7~8 次，每天锻炼 2 次，每次 10~20 分钟。缩唇呼吸有助于提高支气管内压，防止呼气时小气道过早陷闭，以利肺泡气排出。

（3）吹气球训练

1）方法：先深吸一口气，对着气球口慢慢吹，直到吹不动为止，每分钟 15~20 次，每天 2~3 次。

2）注意事项：尽量做到一次吹鼓，吹气球不在于吹得快，也不在于吹得多，只要尽量把气吹出即可。吹气球有助于减少肺内残余气量，改善肺功能。

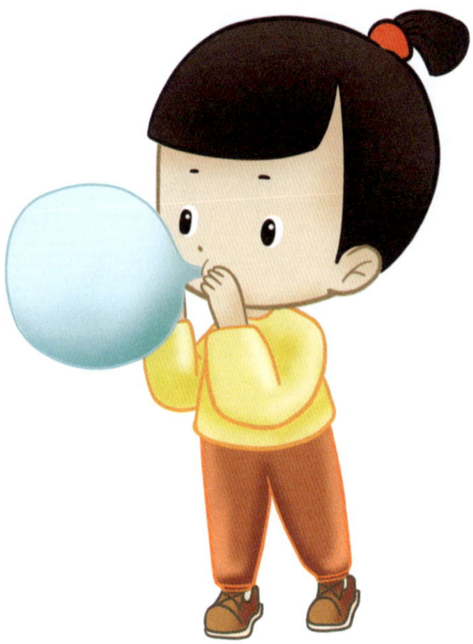

（4）有效咳嗽，咳痰训练

1）方法：患儿可坐起或上半身向前倾斜，深呼吸3~4次，再深吸气后憋气保持张口，然后呼气时短而有力咳出。

2）注意事项：胸腹部有伤口者可用双手按压伤口两侧减轻疼痛，患儿可取屈膝仰卧位，以借助腹肌、膈肌力量咳嗽。有效的咳嗽、咳痰有助于排除呼吸道分泌物，保持呼吸道通畅，减少术后肺部感染，有利于肺复张。

第五章

泌尿外科疾病篇

1. 尿道下裂是怎么回事

有的男孩需要蹲着小便，因为尿液不从龟头前端的尿道口排出，而是从尿道口下方甚至阴囊处排出，这种情况是出现了尿道下裂。尿道下裂是一种男性尿道开口位置异常的先天缺陷，因为前尿道发育不全，导致尿道口分布在正常尿道口至会阴部的连线上，多数患儿可伴有阴茎向腹侧弯曲。

（1）尿道下裂出现的原因：尿道下裂是一种先天性泌尿生殖系统畸形，主要是胚胎发育过程中，胎儿雄激素产生不足或对雄激素不敏感导致的。另外，与遗传、孕妇年龄过大、孕期接触某些化学物质、婴儿早产或者出生体重过低等因素有关。这种情况是需要到医院就诊的。

（2）怎么判断严不严重，要不要手术呢：孩子尿道开口不在龟头顶端的位置，从龟头稍微偏下一点到阴茎体部、再到阴囊，甚至肛门前方下方任何一个点都有可能。通过开口位置可以判断严重程度，尿道开口位置离龟头顶端越远，程度越重，一般都需要手术矫正。如果不及时治疗，会影响孩子排尿功能、心理、后期可能会影响生育。

（3）宝宝手术治疗要多久，容易复发吗：尿道下裂手术住院时间一般10~14天，术后阴茎伤口海藻盐敷料包扎，术后5天左右拆敷料消毒伤口，重建尿道需要留置导尿管，放置时间10~14天。尿道口需要放置支架管套管防止尿道狭窄，出院后三周左右拆除。出院后使用聚维酮碘、苯扎氯铵消毒溶液消毒局部切口，穿戴包茎裤保护支架管套管，可有效预防感染，以免复发。

(4) 做完手术需要注意哪些

1) 孩子要注意休息，3 个月内避免剧烈活动，特别要避免骑跨运动。

2) 给予孩子加强营养，多食高蛋白(鱼肉类)富含维生素(蔬菜水果等)的食物。

3) 注意孩子会阴部清洁，继续用消毒药水涂擦消毒，防止感染。

4) 家长需注意观察孩子的小便情况，如果尿线有分叉、变细、滴沥、小便费力等情况。请及时复诊，进行尿流率检查。

5) 1 个月内不能游泳、泡澡，只能淋浴。

2. 宝宝阴茎短小需要就医吗

男孩的阴茎短小，缩在腹壁皮肤里，可能是隐匿阴茎，隐匿阴茎是一种常见的先天发育异常和畸形性疾病，也称埋藏式阴茎。其阴茎体缩藏于体内，凸出外面的只有尖尖的小包皮。小朋友的阴茎外观上看起来很小，有时好像消失了一样。如果用手将阴茎皮肤向阴茎根部挤压，阴茎体就会显露出来，但手稍一放开，阴茎体又回缩了。隐匿阴茎除了外观有异常外，小便时会像淋浴一般"无法瞄准"。有时因为包皮开口太窄，小便时会像吹气球一样，包皮先膨胀起来，然后才有尿液排出，这就是所谓的"气球现象"。

(1) 小宝阴茎短小的原因是什么呢

先天性：阴茎根部皮肤与耻骨固定不佳。包皮无法贴近阴茎，以至于阴茎被埋藏在像帐篷一样的皮肤下面，从外观上看，阴茎显得很小，无法像一般男孩的阴茎那样突出明显。

继发性：①阴茎术后有瘢痕形成，阴茎因瘢痕受到束缚。②肥胖(多发生于较大的儿童或青少年)。

(2) 除了外观小，后期还会有什么不适吗：有隐匿阴茎问题的小朋友不容易保持包皮内的清洁，可能会引起包皮或龟头发炎。发炎时包皮红肿、痒、痛、有分泌物，严重时还会流脓、排尿困难及引起泌尿系统感染。

(3) 应该如何治疗，需要手术吗：小朋友需不需要手术，根据病因来决定：先天性隐匿阴茎：需要手术进行阴茎重建。继发性隐匿阴茎：①肥胖：减肥和锻炼。②阴茎术后形成瘢痕导致：止血钳扩张治疗配合手法上翻包皮训练。

(4) 阴茎短小会影响睾丸大小吗：小朋友阴茎短小的话需要鉴别是小阴茎还是隐匿阴茎，后推皮肤可见阴茎体的为隐匿阴茎，对症治疗不会影响睾丸发育，而小阴茎常见原因是促性腺激素缺乏，睾丸发育会受到影响，小阴茎需要联合内分泌科进行治疗。

(5) 什么时候做手术比较合适：最佳手术时间为 6 月龄~3 岁，3 岁后年龄不限，越早越好。

(6) 做完手术会有影响吗：隐匿性阴茎并不是不发育，而是由于阴茎部肉膜发育异常，疏松富有弹性的肉膜变成没有弹性的、厚的纤维筋膜，有时还形成索条状物，然后发育异常的筋膜和索条将阴茎隐匿在身体里面，通过手术是可以纠正的，不会影响以后的正常发育。

3. 什么是包茎/包皮过长

（1）怎么判断孩子是不是包茎

1）包茎：指包皮外口过小，紧扎阴茎头部，龟头不能外露，不能向上外翻。

2）包皮过长：指包皮不能使龟头外露，但可以翻转者。

（2）包皮必须割吗

1）包皮过长的孩子在未发生感染的情况下不需要进行处理。

将包皮轻轻撸下来做好清洗，纱布打湿，擦掉污垢，包皮还原。

2）在不发生感染情况下，随着年龄增长包皮可上翻率会增加，90%未行包皮手术的患儿3岁时包皮可完全上翻，17岁时包皮狭窄率低于1%，原发性包茎通常在儿童时期可自行缓解，注意清洁。

3）需要手术治疗：反复发作龟头包皮炎的患儿。包皮口有纤维狭窄环的包茎患儿。学龄以后包皮口严重狭窄，包皮不能上翻显露龟头或者经过保守治疗无效的患儿。

（3）什么年龄割包皮比较合适：5~6岁为包茎/包皮过长适宜手术年龄，一般不超过20岁。

（4）做完手术需要插导尿管吗：包皮环切术后采用切割器缝合，敷料包扎止血，两天拆除敷料，无须拆线，不影响小便，无须置入导尿管。

（5）包皮术后该如何护理

1）术后孩子应注意保持伤口清洁，如果伤口有红肿、出血、渗液、流脓等情况，请及时复诊。

2）术后伤口用吸水纱布覆盖，术后第二天拆除敷料，暴露伤口。

3）使用外用药水浸泡消毒，浸泡时将包皮上翻露出冠状沟，浸泡在外用消毒药水 10~20 分钟，每次 3~5 次，自行待干，无须擦拭。

4）手术一般采用切割缝合器缝合，一圈钉子会自行脱落，不用拆线。

5）术后阴茎水肿是正常现象，应注意让孩子穿一些宽松的衣裤，避免摩擦阴茎。1~2 周后如果不痛就正常穿裤子，无须再用保护罩，以促进包皮钉子自行脱落。如出院 1 个月后钉子仍未自行脱落，请家长携带小朋友来院就诊。

4. 宝宝腰腹痛、反复尿路感染是什么问题

（1）什么是肾积水：小儿先天性肾积水主要是由先天性输尿管肾盂连接梗阻引起的。多见于男性，病变多在左侧。新生儿及婴儿多以胃肠道不舒服及腹部肿块，较大的患儿更多表现为间歇性腰腹痛、血尿，尿路感染等，偶见肾破裂，重度肾积水的孩子可有高血压和尿毒症。

（2）需要做什么检查

1）B 超检查：由于超声检查具有无创、价廉、可进行连续动态观察等优点，已成为筛查先天性肾积水的首选方法。在孕 10~14 周，即可通过超声检查肾脏和膀胱，孕 28 周为最佳观察期。可以确定肾脏是否有肾积水、程度轻重和肾萎缩情况。

2）核素扫描：核素扫描能够评估分肾功能和肾积水梗阻的严重程度，是肾积水术前评估和术后随访的重要影像学检查。

3）静脉肾盂造影：指经静脉注射显影剂，通过肾排泄到尿路，借此观察肾实质、肾盂、肾盏、输尿管及膀胱的一种全尿路病变检查方法。造影剂注射后需先经肾小球滤过，再经肾小管浓缩成像，故可间接了解肾脏的滤过功能和浓缩功能，能清楚地显示肾盂、肾盏及输尿管和膀胱的形态。

4）膀胱逆行造影：是指将造影剂直接注入膀胱后排尿时进行观察摄片，可了解膀胱的形态、大小、黏膜光滑度、膀胱内有无憩室、结石、肿瘤、异物，有无膀胱输尿管反流，膀胱出口以下有无梗阻等。

5）磁共振尿路造影：是新应用于泌尿系统形态及功能测定的检查。能无损伤、无辐射地提供泌尿系统形态及肾脏功能的成像技术，具有良好的对比和时间分辨率，可测定肾脏体积，可得到单侧肾脏的 GFR 信息，并且还可以同时显示肾血管情况。

（3）肾积水会不会影响肾功能：由于肾积水早期症状不明显，不重视，肾积水会进一步加重，增加尿路感染概率。严重情况下，可能会导致损害或丧失肾功能，双侧肾积水可能导致肾衰竭。

（4）肾积水怎么治疗

1）生后复查：生后超声复查建议在 48 小时后进行。有 91.9% 轻度、76.3% 中度、22.2% 重度的先天性肾积水患儿在 1 岁前恢复正常。

2）终身随访：部分新生儿期的超声复查有假阴性可能。21%~28% 产前先天性肾积水患儿出生后首次超声检查正常，但其中 45% 在之后随访出现异常。患儿需终身随访膀胱情况和肾功能。

3）手术干预：反复尿路感染的肾积水；无症状但分肾功能低于 40% 的肾积水；短期内持续进展的肾积水；随访过程中分肾功能下降>10%；胎儿泌尿外科学会定义的三级和四级扩张。

（5）手术是不是可以一次性治好：小儿肾积水大多数预后良好，术后可以恢复，部分患儿肾盂输尿管狭窄，患儿做完吻合术后可能再次狭窄，需要置入输尿管支架管（双 J 管）预防狭窄，双 J 管留置时间为 4~8 周，需要再次入院取管，取管后需要定期随访，避免再次发生狭窄，起到支撑及引流作用。

（6）留置输尿管支架要注意什么

1）置管后不做四肢及腰部同时伸展的动作，不做突然下蹲及重体力活，不做剧烈活动，以防止管道移位。

2）对于结石手术孩子，指导其多饮水，防止形成结石或阻塞导管。

3）避免四肢及腰部同时伸展、突然下蹲、提重物等动作。

5. 小朋友也会有尿路结石吗

（1）儿童也会和成人一样出现尿路结石吗：儿童和成人一样，也会出现尿路结石，又称尿石症，在临床上，儿童尿路结石还是泌尿科常见的疾病之一，产生结石的部位包括肾结石、输尿管结石、膀胱结石及尿道结石。

（2）尿路结石有哪些症状

1）肾结石：典型的表现为疼痛难以忍受，阵发性发作，弯腰屈膝位时可稍减轻，继而出现肉眼或镜下血尿。

2）输尿管结石：以绞痛和血尿为主，偶有尿频、尿急、尿痛。

3）膀胱结石：尿痛、排尿困难，仰卧时缓解，站立时排尿剧痛，尿流中断、滴沥。

4）尿道结石：尿痛及排尿不畅。

（3）尿路结石需要手术吗：并非所有结石都需要外科治疗：

1）保守治疗：①结石成分不是感染性结石、不是胱氨酸结石，直径 <7 毫米，单一无症状的肾下盏结石可以随访观察，必要时止痛治疗。②直径<6 毫米的输尿管结石，在控制疼痛，没有尿路感染和肾损伤的情况下可以药物排石，每两周复查 B 超，监测结石及积水情况，观察时间不超过 6 周。

2）手术治疗：体外冲击波碎石术、输尿管软、硬镜治疗、经皮肾镜碎石/取石术、切开取石术。

(4)留置肾造瘘管要注意什么

1)防止感染:保证造瘘管旁边皮肤清洁干燥,防止引流液逆行反流,定期更换引流袋,勤喝水,多排尿。

2)保持引流通畅:移动患儿时,防止导管牵扯,避免滑脱。

3)拔除导管前需行肾盂输尿管造影,观察肾盂及输尿管有无梗阻,造影完毕后以生理盐水冲洗夹管保留半小时,回病房后,开放导管。

4)暂时性肾造瘘管拔出之前需先夹管 24~48 小时,在夹管期间,观察有无腰胀、腰酸及发热;而膀胱排尿量增多,开放导管后,肾盂残余尿量不多者,可拔除导管。造瘘管切口一般在 1~2 天内将自行愈合。

(5)得了尿路结石饮食要注意什么:尿酸结石(低嘌呤饮食):少吃:动物内脏、鱼虾等高蛋白食物,咖啡因、海鲜、扁豆、菜花、木耳、肉汤、油炸食品。多吃:碱性食物,如牛奶、水果、柑橘类水果富含柠檬酸氢钾盐,可提高尿 pH,对溶解和预防尿酸结石都有作用。

胱氨酸结石(低氮氨酸饮食):限制高蛋白食物。

草酸盐结石(低草酸饮食):少吃富含草酸的食物,如菠菜、土豆、酒、咖啡、红茶、坚果、西红柿、草莓、葡萄等。

磷酸盐结石(低磷饮食):宜多吃酸性食物如肉、蛋、鱼及特定水果、蔬菜(葡萄、芦笋、南瓜、番茄、干梅、乌梅、梅子、核桃仁、杏仁)。

6. 小朋友睾丸痛是怎么回事

（1）睾丸扭转是怎么回事：睾丸扭转是一种外科急症，常见于青少年，可能在睡眠或剧烈活动后疼痛，随后出现红肿。因此，青春期及其前后患儿如突然阴囊肿胀、疼痛，应考虑睾丸扭转的可能，黄金时间为6小时，应尽快到医院就诊。

（2）睾丸扭转早期会有什么症状：阴囊红、肿、热、痛，触痛明显，严重者伴恶心、呕吐。若为一侧睾丸扭转，提睾肌反射较对侧减弱或完全消失。

（3）睾丸扭转必须手术吗：必须手术，拯救睾丸，把握黄金6小时。

（4）术后对生育有没有影响

1）睾丸扭转发生后及时手术治疗保住睾丸对生育功能没有影响。

2）单侧扭转切除睾丸，精子数量减少，若质量好，不影响生育功能。

3）双侧睾丸扭转手术切除睾丸，影响生育功能。

（5）做完手术多久可以上学：睾丸扭转术后需要休息1~2周，身体恢复再去上学，上学期间发现红肿及时医院就诊，3个月避免剧烈活动。

7. 小朋友术后置入了导尿管要注意什么

（1）小朋友一天多少尿量算正常

新生儿：100~400毫升

<1岁：400~500毫升

2~3岁：500~600毫升

4~7 岁:500~800 毫升

8~14 岁:800~1 400 毫升

(2)已经有导尿管为什么小便还会从边上漏出来

1)导尿管堵塞:当人体排出分泌物或结石颗粒时,导尿管有沉积物形成,使导尿管内部直径减小。大量排尿时来不及通过导尿管流出,顺着导尿管外壁流出,需要疏通导尿管。

2)导尿管型号不合适:导尿管尺寸偏小,需要置换合适尺寸导尿管。

3)腹压增大:患儿哭闹、咳嗽或用力排便时腹压增加,可能出现小便边上漏出情况。尽量避免腹压增大动作。

(3)已经用了镇痛泵为什么夜间一阵阵叫痛:夜间饮水少,膀胱不充盈,留置导尿管对尿道及膀胱黏膜刺激较大,引起尿道括约肌强烈收缩,易出现尿道、膀胱痉挛,产生痉挛疼痛,镇痛泵无法有效缓解。睡前适当饮水可以有效缓解膀胱痉挛。

(4)尿道手术一般几天能拔除尿管:常规:隐匿性阴茎留置导尿管 4~5 天。尿道下裂 10~14 天拔导尿管。拔除尿管后关注患儿尿线、有无排尿费力、尿道憩室、尿瘘等并发症。

8. 宝宝总尿湿裤子是怎么回事

(1)小朋友夜间容易尿床正常吗:小儿遗尿症是指 3 岁以上小儿不能从睡眠中醒来而反复发生无意识排尿行为,3~5 岁儿童,每周至少 5 次遗尿,症状持续 3 个月,5 岁以上,每周 2 次以上,持续 3 个月。出生后连续尿床,没有持续 6 个月以上的不尿床。对于夜间尿床是否属于正常现象,与年龄、尿床频次相关,可以参照诊断标准。

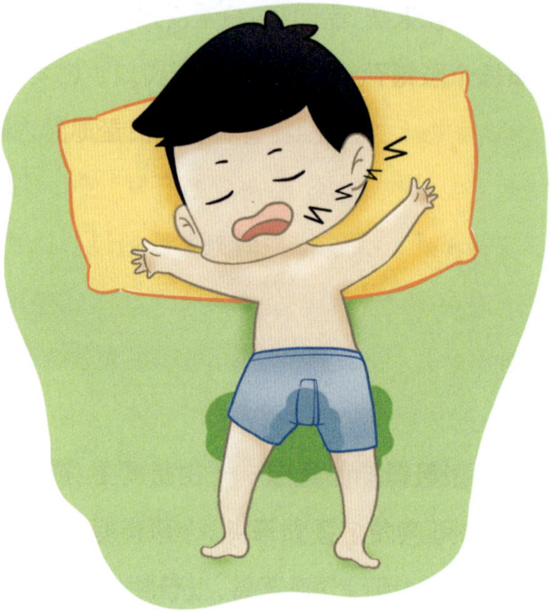

（2）宝宝容易尿湿裤子要做什么检查：通过尿流动力学检查，评估尿道、膀胱等下尿路功能，可以观察储尿期膀胱压力变化、排尿期膀胱压力变化，膀胱敏感性、膀胱顺应性、膀胱逼尿肌收缩力、膀胱容量、膀胱稳定性等，是否存在膀胱功能异常。

（3）什么是神经原性膀胱：神经原性膀胱是因神经控制机制出现紊乱而引起的下尿路功能障碍，并由此导致一系列下尿路症状及并发症的总称。常见临床症状有尿急、尿频、尿失禁、排尿困难、尿不尽、膀胱排空障碍等，还会导致反复尿路感染，膀胱充盈感受损。

（4）居家如何做好间歇清洁导尿：定义：在清洁条件下，定时将导尿管经尿道或膀胱其他通道插入膀胱，规律排空尿液的方法。不仅有利于膀胱容量的维持，还能促进膀胱的收缩功能恢复。

方法：

1）准备好以下物品，放在方便取用的地方。导尿管、消毒水或消毒棉片、清洁棉或湿纸巾、润滑剂，有些导尿管包装自带润滑剂，则无须准备，排尿日记，养成记录的好习惯，收集尿液的容器，如将尿液直接导入马桶，则无须准备，女性可准备一面镜子。

2）导尿姿势：如果患儿由家属导尿，患儿可取屈膝屈髋外展仰卧位；如果患儿自己导尿，男性可选择站立位或坐位，女性可选择坐位或蹲位。

3）局部清洁

男性：将包皮轻轻向后拉，露出尿道口（对于包皮口狭窄不能上翻的患儿建议行包皮环切术以方便导尿，更重要的是包皮环切术可以降低尿路感染的机会），用湿巾或消毒棉片擦拭龟头和尿道口。

女性：通过镜子找到尿道口位置，用湿巾或消毒棉片擦拭尿道口及会阴。

4）导尿

男性：在导尿管顶端 4~5 厘米处涂上润滑胶，或含利多卡因等药物成分的润滑止痛胶。一手将阴茎向上抬起一个角度，以利于导尿管进入，另一手拿着导尿管，将之由尿道口慢慢插入，见到尿液流出再进 1~2 厘米。男性此时可将阴茎放下。

女性：在导尿管顶端 2~3 厘米处涂上润滑胶，或含利多卡因等药物成分的润滑止痛胶。一手分开阴唇，另一手拿着导尿管，将之由尿道口慢慢插入，见到尿液流出再进 1~2 厘米。

5）当尿线滴沥后，将导尿管缓缓拔出。拔出时若见到再次有尿液流出，需停止拔出尿管，将导尿管固定在该位置，确保残余尿液完全排空。

9. 小朋友受伤后小便尿不出，是怎么回事

（1）什么是尿道损伤：儿童尿道损伤不少见，多见于男孩，男孩尿道以膜部尿道为分界，膜部和前列腺部尿道为后尿道，球部尿道以下为前尿道。女孩尿道损伤多合并阴道损伤。男孩后尿道损伤常由骨盆骨折引起，可因车祸、坠落、压伤等引发；男孩前尿道损伤最常见于骑跨伤或者被猛踢会阴部，偶见刺伤、动物咬伤。

（2）尿道损伤有什么症状：男孩尿道损伤后出现不能排尿、疼痛和尿道出血，有时可出现阴茎根部、会阴部、阴囊肿胀、包块。

女孩尿道损伤可由骨盆骨折、骑跨伤或刺伤等引起，损伤后出现不能排尿、阴道出血。

（3）尿道损伤要做手术吗（表 5-1）

表 5-1　尿道损伤

	前尿道损伤	后尿道损伤
部位	球部	膜部
病因	骑跨	骨盆骨折
最主要表现	尿道口溢血	休克
尿液外溢的范围	阴囊、阴茎筋膜、下腹壁	耻骨后间隙、膀胱周围
引流尿液	导尿	耻骨上膀胱穿刺造瘘
治疗	耻骨上膀胱造瘘、尿道端端吻合术	尿道会师牵引术

（4）留置膀胱造瘘管要注意什么

1）尿液引流不畅或是漏尿，家属需通知医护人员，发生这种情况的时候要警惕造瘘管是不是堵塞，再调整造瘘管的位置。

2）有急性尿潴留的孩子应该缓慢地放出膀胱内尿液，比如心血管功能不全的孩子如迅速排空膀胱，有可能造成休克（四肢发冷、脸色苍白、体温及血压下降，神志不清甚至昏迷）。

第六章

神经外科疾病篇

1. 为什么头被撞到，而眼眶会变青

孩子外伤后，很多家属会有这样的疑惑："为什么明明撞到额头，眼眶却青了？""头部外伤后出现'熊猫眼'，这要紧吗？""孩子摔倒后，头面部眼眶周围红肿青紫，这严重吗？"如果要回答这些问题，我们首先要知道什么是熊猫眼征？为什么会出现眼眶周围青紫？

（1）什么是"熊猫眼"：颅前窝骨折常累及额骨眶板和筛骨，引起的出血经前鼻孔流出；或流进眶内，眶周皮下及球结合膜下形成瘀血斑，称之"熊猫眼"征。

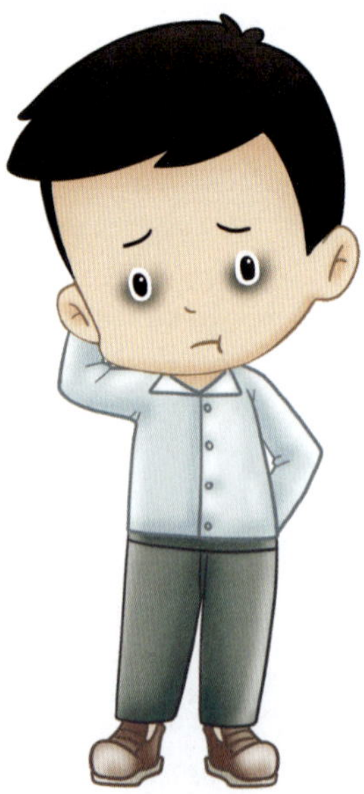

（2）为什么会有“熊猫眼”：因前颅底即为眼眶顶板，十分薄弱，易破，两侧眶顶的中间为筛板，为鼻腔的顶部，其上有多数小孔，容许神经纤维和筛前动脉通过。而脑外伤可导致前颅底骨质骨折，损伤其内通过的血管，导致血液浸入眼眶周围疏松结缔组织，引起眼睑皮下淤血和球结合膜下出血，表现为“熊猫眼”征。

（3）受伤后多久会出现“熊猫眼”：颅底骨折后，周围血管组织受损，会导致出血，导致血液沉积在眼睛周围的皮肤下，导致眼周发黑并形成斑块，导致患者出现熊猫眼，一般情况下发生颅底骨折数小时后就会出现这一现象。

（4）“熊猫眼”什么时候会消失：颅底骨折熊猫眼一般需要半个月到1个月的时间恢复（淤血吸收后即可消退）。

（5）出现“熊猫眼”，该如何护理呢：单纯的前颅底骨折引起的熊猫眼征无须特殊处置。治疗主要是针对由骨折引起的并发症和后遗症。早期以预防感染为主，应用抗生素治疗。

1）体位和休息：绝对卧床休息，采取半坐位或抬高床头15°~30°，头偏向患侧，维持特定体位至停止漏夜后3~5天。

2）保持局部清洁：耳漏者耳外覆盖无菌纱布。头下垫一次性横单。

3）五禁：禁止做耳道填塞，禁止冲洗，禁止滴药，禁止做腰穿，禁止在患侧鼻孔内安放置鼻饲管或吸痰。

4）四不：不擤鼻涕，不打喷嚏，不剧烈咳嗽，不要使用吸管。

5）密切观察漏出液的颜色、量的多少；注意有无颅内感染迹象，如头痛、发热等，及时发现和处理并发症。

6）注意保持大便通畅，避免用力排便。

2. 头颅畸形是怎么回事

“宝宝头形不好看，是睡出来的吗？”回答这个问题前，要了解不同国家和历史时期的养育习俗，可以对儿童头颅外观造成审美偏好，我们要知道不好看和不正常的区别，正常的头形是什么样的。正常的头形应是头长稍大于头宽，头颅左右对称无扁平，两侧耳朵对称无移位，前额自然饱满无凸起，两颊等高无变形。那么抛去审美，不正常的头形是婴儿头颅畸形指哪些呢，我们一起来简单了解一下头颅畸形。

（1）什么是头颅畸形：婴儿头颅畸形是指头部形状不对称，表现为颅顶或头颅高度与前后、左右、宽度不对称，并伴有面部器官不对称（如双耳、双眼的不对称等）。

（2）引起头颅畸形的原因：头颅畸形一般可分为非骨缝闭合性头颅畸形与骨缝闭合性头颅畸形。

1）非骨缝闭合性头颅畸形又称姿势性头颅畸形，是常见的头颅畸形原因。引起畸形的主要因素包括：宫内受限性体位（双胞胎、多胎妊娠）、分娩过程中受到挤压、产伤、早产儿（体位）、先天性肌性斜颈、出生后不正确的睡姿（最常见）。

2）骨缝闭合性头颅畸形主要由颅缝早闭引发，多和遗传基因相关。颅缝早闭也称狭颅症，是不同部位的颅缝过早的闭合，因颅骨不能随婴儿生长发育而长大导致的颅骨变形和脑功能障碍，颅缝早闭主要包括：矢状缝早闭、额缝早闭、人字缝早闭、冠状缝早闭。这类头颅畸形要及时就医，确诊颅缝早闭，需行手术治疗。

（3）头颅畸形有哪些影响：轻度头颅畸形主要影响美观。中重度畸形主要影响有：

1）下颌骨移位导致下颌畸形，面容不对称，进入学龄期后导致患儿自卑。

2）某些斜头畸形还会造成斜颈、大小眼，导致婴幼儿两侧的视神经发育不平衡引起斜视、视野狭窄等。

3）引起耳前后移位，不对称的双耳可能影响婴儿的前庭功能，造成终身的平衡感、注意力、专注力差；还可能会影响听觉定位的准确性。

4）鼻咽部和咽鼓管受压移位，发生中耳炎的概率增加。

5）严重畸形会限制脑组织的正常生长，使婴幼儿脑容量不足，继发颅内压增高，脑供血不足。导致大运动发育缺陷，智力发育迟缓或障碍，感统失调，甚至会引发脑疝、癫痫发作等脑功能障碍。

（4）头颅畸形如何诊断：医生进行体格检查可初步诊断头颅畸形，CT平扫颅骨三维重建是诊断颅缝早闭的金标准。

（5）头颅畸形如何干预：根据患儿头型、引起原因和畸形严重程度，可对头颅畸形进行分类诊疗。

1）早期预防：从新生儿期开始，就应该注意矫正婴儿睡姿，不要将婴儿长时间处于仰卧位或者头部固定一侧，适当变化婴儿体位：包括仰卧、侧卧；在婴儿清醒时，鼓励多进行俯卧位，不但有利颅形发育还可增加抬头运动。在孩子足够大时，应锻炼其坐、爬、玩耍，减少仰卧位时间。

2）姿势矫正：4 月龄内的宝宝，一旦诊断颅形异常，家长应了解并学习对宝宝进行姿势矫正训练。轻度的颅形异常，50% 以上患儿通过姿势矫正训练可有明显好转，避免接触平坦坚硬的枕头、注意体位、睡姿、通过声音和视觉诱导孩子头部活动方向等。而 4 月龄后婴儿可以自主活动而改变体位时就不容易进行姿势矫正。

3）矫形器：头部矫形器是治疗斜头畸形的重要方法，矫形头盔是其中最常用的一种，通常用于已不适用睡姿和物理治疗矫正的月龄较大的婴儿，适用于 4~12 月龄中重度姿势性的头颅畸形的婴儿，同时适用于颅缝早闭术后辅助治疗。

4）手术治疗：针对骨缝闭合性头颅畸形，需要及时手术。

3. 摸了囟门孩子会变哑，是真的吗

有一种说法："别摸囟门，孩子会变哑。"真相是什么呢？今天，让我们拨开迷雾，从科学的视角看看是怎么回事。

（1）什么是囟门：囟门是指婴幼儿颅骨结合不紧所形成的颅骨间隙。所有新生儿头上都有两个柔软的区域，也称囟门，这是未成熟的颅骨留出的继续生长的空间。较大的囟门位于头顶较靠前的位置，形状为菱形，被称为前囟门；较小的囟门位于头后部，形状为三角形，被称为后囟门。

（2）囟门闭合的时间：正常情况下前囟大小，闭合时间因人而异。平均闭合时间为 1~1.5 岁；个别推迟至 2 岁。后囟大部分在出生后 6~8 周闭合。

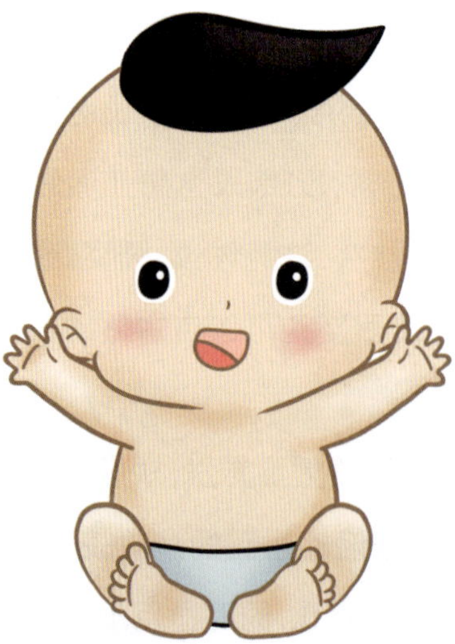

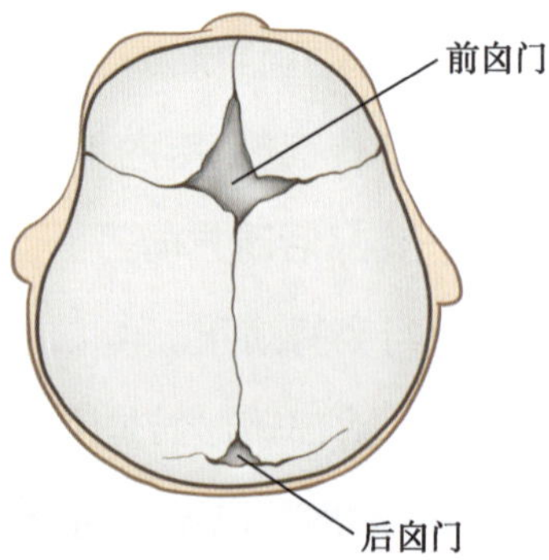

（3）囟门可以摸吗：囟门不能摸，摸了囟门会变哑的说法是没有科学依据的。囟门是脑的窗口，囟门的存在和闭合是脑发育过程中的正常现象。囟门是一个观察颅内情况的窗口，医生可以通过用手触摸囟门感知颅内压力情况，或者用B超探头测量颅内脑组织的结构。

当用手触摸囟门时会感觉到像脉搏一样的搏动感，这是由于头皮下血管搏动引起的，囟门正常情况下为平面。当囟门饱满或隆起时，则表示孩子可能有颅内高压的疾病，如脑膜炎、颅内出血等；囟门过度凹陷，可能是由于进食不足或长期呕吐、腹泻所造成的脱水引起的。

（4）囟门越晚闭合越好吗：囟门的闭合与大脑和颅骨的发育有关，一些疾病如唐氏综合征、先天性甲状腺功能减退、维生素D摄入不足等，都可能使宝宝的囟门迟闭。

（5）囟门过早闭合有什么影响：当宝宝的头围增长在正常的范围内时，即使囟门关闭的稍早，一般也不会对脑部发育造成什么影响，少数婴儿长到5~6月龄时，囟门只留下指尖大小，似乎快要关闭，但实际上并未骨化，这不属于提前闭合，只要大脑仍在发育，头围继续生长，一般不会影响智能的发育，家长不必过于担心。这时，可以用生长曲线（头围）连续监测宝宝的发育情况。

（6）如何呵护囟门：囟门缺少颅骨保护，闭合前一定要防止硬物碰到。不要给宝宝使用材质太硬的枕头。不要剧烈摇晃宝宝。囟门的清洗可在洗澡时进行，清洗时手指应平置在囟门处轻轻地揉洗，不应强力按压或强力搔抓。如果囟门处“乳痂”不易洗掉，可以先用油脂制品（如抚触油、植物油等）湿润浸透，待这些污垢变软后再用无菌棉球按照头发的生长方向擦掉。总而言之，对于宝宝前囟的变化，家长要密切观察，关注出生时宝宝的头围、头形及前囟大小，有问题及时与医生沟通，也可到头颅畸形门诊咨询。若出现以上异常情况，需要来医院检查治疗，以免延误病情，影响孩子的正常生长发育。

4. 宝宝头大要警惕脑积水

有人说，宝宝“头大”是聪明，灵光的表现。然而，有些宝宝的头会比其他孩子大很多，此时要注意并非预示着宝宝聪明，而需警惕脑积水！

（1）什么是脑积水，宝宝为什么会头大：脑积水的“水”并不是水，而是脑脊液！脑积水也不是“脑子进水”，而是多种病理性原因使得颅内脑脊液正常的循环受到影响，导致颅内聚集的脑脊液量超过正常范围。当脑脊液在脑室及蛛网膜下腔内积聚，并持续增长，常伴有颅内压的升高及其他症状。由于婴幼儿期，颅骨尚未完全闭合，外加颅缝和囟门尚未完全融合，如果头颅内部压力增加，为了平衡这种压力，颅骨会发生代偿性扩大，以容纳更多的脑脊液，因此主要表现为头颅进行性增大、头围增大。

（2）宝宝脑积水是什么原因导致的呢

1）先天性脑积水：多由于脑脊液循环通路的梗阻所致，尤其是中脑导水管和第四脑室出口部位的阻塞。常伴有其他神经系统畸形，以脊柱裂多见。

2）获得性脑积水：指出生后有明显病因产生的脑积水，如脑室内出血、颅内感染、肿瘤等。

（3）宝宝除了表现为头大，还有哪些表现呢

1）头发稀疏，头皮薄而亮，有时可见头皮静脉怒张，可出现“破罐音”。多出现于出生时或出生后不久，数月、数周之内头围增长较快。

2）婴幼儿无表达能力，可出现喂养困难、易激惹、烦躁不安、嗜睡。

3）囟门增宽，主要表现为前囟明显增宽，张力增高；部分患儿后囟或侧囟可能也会增大。

4）双眼下垂，呈太阳下山状，即“落日征”。

5）颅内压增高症状：头痛、呕吐，常见于脑积水进展迅速的患儿。

（4）宝宝需要做哪些检查呢

1）影像学检查：通过核磁共振检查、CT扫描检查，能够观察到局部积液的情况，还可以查看局部是否存在梗阻、脑组织受压的情况。

2）脑脊液检查：检测脑脊液的压力，诊断是否患有脑积水。

（5）脑积水宝宝需要如何治疗呢

1）药物治疗：对于病情较轻的患儿，可以应用脱水剂、利尿剂、肾上腺皮质激素、营养脑神经的药物进行治疗，也可以选择中药方剂进行治疗。

2）手术治疗：当脑积水病情比较严重，应用药物效果不佳时，需要进行手术治疗。脑脊液分流术是治疗脑积水比较常见的手术方法。

（6）宝宝发生了脑积水，宝妈宝爸如何进行护理呢

1）观察意识变化，有无烦躁，颅内压变化，如囟门饱满或凹陷、头痛、呕吐、抽搐等症状。

2）脑积水患儿头围大，头皮薄，注意多翻身，防止头部压力性损伤形成。

3）注意安全，大儿童防止因头重脚轻发生意外。

4）观察伤口愈合情况，分流泵周围头皮有无水肿，脑脊液有无外漏。

5）观察腹部及大便情况，有无腹胀、便秘、腹泻等。

6）术后保持分流管处皮肤完整，避免压迫分流侧皮肤。

7）加强营养，可以多吃富含蛋白质的食物，保持大便通畅。

5. 孩子外伤后头颅凹陷，是怎么回事

在这个充满好奇与活力的世界里，孩子们每一刻都在探索、学习和成长。然而，成长的道路并非一帆风顺，偶尔的小磕小碰在所难免。当孩子活泼的身影与坚硬的地面不期而遇，一个不容忽视的问题便悄然浮现——儿童头颅凹陷性骨折。

颅骨凹陷性骨折是指头颅骨在受到外力作用后，局部区域向内凹陷的一种骨折类型。这种骨折在儿童中较为常见，占小儿颅脑损伤的 10%~30%。多见于额骨和顶骨，由于儿童的骨骼较为柔软，一旦发生外力撞击，容易造成骨折。

（1）为什么发生颅骨凹陷性骨折呢：通常由于头部遭受撞击或摔倒造成，比如跌倒、交通事故、体育活动中的碰撞，此外，部分儿童可能因患有某些疾病导致骨质脆弱，从而增加骨折的风险。

（2）宝宝出现凹陷性骨折后，还有哪些症状：宝宝除表现为骨折部位局部凹陷、可能伴随周围组织的损伤和神经功能障碍，导致神经功能受损，如视力、听力、运动功能等，还可能表现为局部疼痛、肿胀、淤血、恶心、呕吐、精神较差、嗜睡、昏迷等。

（3）需要做哪些检查呢

1）头颅 X 线片：包括正位、侧位和骨折部位切线位平片，后者可显示骨折片陷入颅内深度。

2）头颅 CT 扫描（含骨窗像或三维重建）：可显示凹陷骨折范围及深度，CT 平扫可查看有无继发颅内异常。

（4）宝宝出现颅骨凹陷性骨折怎么治疗

1）颅骨凹陷性骨折诊断明确，骨折凹陷深度>1 厘米，需行凹陷性骨折

整复术。

2）颅骨凹陷性骨折诊断明确，骨折凹陷深度>0.5 厘米，同时存在局灶症状或引起颅内压增高者，需行凹陷性骨折整复术。

3）大静脉或静脉窦处的凹陷性骨折，如无明显症状，即使下陷较深仍可观察，待充分准备后择期手术。

4）重要功能区的凹陷性骨折，当骨折片压迫导致神经功能障碍，如偏瘫、癫痫等，应行骨片复位或清除术。

对于严密观察、保守治疗的患者，如出现颅内压增高征象应行急诊手术。

（5）宝宝需要治疗多久，能完全恢复吗：凹陷性骨折治疗后，一般 4 周随访。避免受伤颅骨继续受压，颅骨骨折愈合需两个月左右。有癫痫症状的患儿，按医嘱服药，不可漏服或擅自停药。

6. 异物刺入颅内怎么办

日常生活中异物刺伤时有发生，可以说层出不穷，日常生活中的轻微损伤，如细小的木刺刺入手指、玻璃小碎片扎进脚底，这些伤口小且浅，一般情况下取出刺入的物品，用碘伏进行消毒处理，止血包扎后注射破伤风或免疫球蛋白。但如果异物伤及像脑这样的重要器官，立即拔出异物可能再次损伤重要组织和血管，导致迅速不可控的大出血，同时长时间的停留又会加重损伤及感染。那遇到这种情况我们该如何处理呢？接下来我们就来简单地讲一下异物刺入颅内（创伤性颅内异物）该怎么办及其相关的处理及预防常识。

（1）什么叫颅内异物刺入：颅内异物刺入是一种严重的医疗紧急情况，

它涉及外来物体穿透头皮和颅骨，进入颅腔，直接接触或损伤脑组织。这种情况可能由多种原因造成，包括意外伤害（如交通事故、跌落、尖锐物体刺伤）、暴力事件等。异物存留颅内，可能并发颅内大量出血、颅内感染。除致伤物直接带异物入颅外，致伤时形成暂时空腔，在其外伤过程中形成的伤道负压吸引作用，也可将创口附近的异物吸入，如碎头发、砂石、碎布片、木块等，造成进一步的颅内损伤及感染。

（2）常见的颅内异物有哪些，该如何明确诊断及确定处理方式：儿童常见的颅内异物刺入主要为玩具、碎石、牙签、金属器具等常见物品。常见的颅内异物主要包括以下几类：①金属异物：剪刀、针、钉子等。②非金属异物：包括竹签、玻璃碎片、木块等，这些多见于日常生活中的意外伤害。③自然物质：如碎石、沙粒、头发、布屑等，这些可能在创伤过程中被带入或吸入颅内，尤其是在开放性颅脑损伤的情况下。颅内异物的存在可能会导致多种并发症，包括出血、感染、神经功能障碍等，因此及时诊断和恰当处理至关重要。诊断通常依赖于影像学检查，如计算机断层扫描（CT）和磁共振成像（MRI），而治疗方法则根据异物的类型、位置、患者的临床状况以及潜在的并发症来定，可能包括手术移除、抗生素治疗或密切监测等。

（3）颅内异物刺入我们如何进行处理呢：颅内异物伤的发生率相对较低，但起病急，病情危重，并发症多，常可累及眼眶、鼻窦、颅内动静脉系统以及脑内的重要核团，易并发神经功能障碍、颅内血肿、颅内血管损伤以及颅内感染等，病死率较高。因此，颅内异物刺入必须经专业的医疗判断、诊查后采取妥善的处理。根据异物的性质、穿通累及部位的不同，常需采取不同的治疗策略。我们日常生活中，如遇到颅内异物刺入，总的处理原则是：

1）切勿自行拔除：一旦发生颅内异物刺入，切勿尝试自行拔除异物，以免造成更大的伤害，如大出血或二次损伤。

2）立刻紧急就医：立即拨打急救电话，保持患者静卧，尽量减少移动，等待专业医护人员到场。

3）专业评估及处理：到达医院后，医生会通过影像学检查（如CT、MRI）评估异物位置和损伤程度，决定是否需要紧急手术。

4）个性化处置：大多数情况下，需要通过外科手术安全地取出异物，同时处理出血、修复受损组织，并预防感染。少数对于颅内异物呈细长形、表面光滑，且体表部外露部分较多的患者，采取直接拔除的方法。需在完善检查后，由专业医务人员操作。

5）预防并发症：异物取出后配合医生积极进行预防感染及并发症的预防及治疗。

（4）预防异物刺伤小贴士：避免儿童异物刺伤的发生重在预防，这是一项重要的家庭安全措施，需要家长和社会从方方面面入手，保证儿童的安全，以下是一些关键的预防措施：

1）安全教育：加强对儿童的安全教育，让他们认识到尖锐物品和小件物品对眼睛和其他身体部位的潜在危害，培养良好的安全意识。

2）居家环境检查：定期检查家中环境，确保没有尖锐的边角或突出物，收好剪刀、针、刀具等尖锐工具，放置在儿童无法触及的地方。

3）玩具安全：选择适合儿童年龄的玩具，确保没有尖锐棱角、小部件或长杆状物，避免购买有潜在风险的玩具。

4）监督与指导：在孩子玩耍时，特别是在使用新玩具或参与有风险的活动时，成人应提供适当监督，教育孩子正确的玩法。家属做到放手不放眼，密切关注患儿活动，减少危险物品携带及玩耍。

5）户外活动防护：在户外活动时，注意防护措施，如佩戴适当的护目镜，避免在有碎石、玻璃等尖锐物体的环境中玩耍。

6）应对教育：教会孩子在发生异物刺伤时的基本应对措施，如不要拔出异物、跑动，应立即告知大人，并学习简单的急救知识。

7. 头皮出现血肿，该如何处理

孩子们在追逐嬉戏时不小心摔倒，小脑袋轻轻一磕，也许很快就会有鼓鼓的小包出现在头上，这就是我们常说的头皮血肿。它看起来吓人，但正确的认识和护理却能让它变成一次成长的“小插曲”。

（1）什么是头皮血肿：头皮血肿是由于头部在外力的作用下，如车祸、摔伤、重击、撞击等导致头皮血管破裂出血，引起肿胀，头皮保存完整。按血肿的部位分为皮下血肿、帽状腱膜下血肿和骨膜下血肿。共同表现：隆起、疼痛、触痛。

1）皮下血肿：血肿位于皮下和帽状腱膜之间，因受皮下纤维隔限制，血肿体积小，张力大，压痛明显。

2）帽状腱膜下血肿：位于帽状腱膜与骨膜之间，出血弥散在疏松组织层内，血肿易于扩散，触诊有波动感。

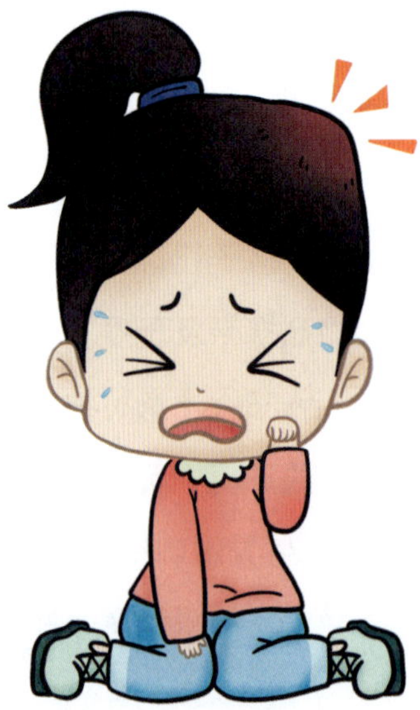

3）骨膜下血肿：多由局部骨折引起，范围局限于某一颅骨，血肿张力较高。

（2）头皮血肿如何进行治疗和护理呢

1）初期冷敷：在血肿发生的最初24小时内，可以采用冷敷的方式，帮助减少肿胀和疼痛。使用冰袋或冷湿毛巾包裹在薄布上，避免直接接触皮肤，注意观察皮肤反应，防止冻伤。

2）观察与记录：密切观察血肿的大小、颜色、质地等变化，以及儿童的精神状态、饮食、睡眠情况，记录下来，以便及时向医生反馈。如血肿迅速增大、孩子出现烦躁不安、持续哭闹、呕吐、嗜睡等症状，应立即就医。

3）避免压迫和摩擦：确保血肿区域不受额外的压力或摩擦，避免穿紧身衣物或帽子，减少对血肿部位的触碰和揉捏，以免加重出血或引起疼痛。

4）适当热敷：血肿发生48小时后，如果医生建议，可以改为热敷，帮助促进血液循环，加速血肿吸收。同样需要避免直接将热源置于皮肤上，以免烫伤。

5）定期复查：遵医嘱定期医院随访，跟踪血肿吸收情况，医生可能会根据实际情况决定是否需要进一步的处理，如抽吸或手术。

6）预防跌倒和碰撞：在儿童恢复期间，尤其要注意防止再次跌倒或碰撞，家中应移除可能导致滑倒或碰撞的危险物品，确保环境安全。

7）心理支持：小伤口，大情绪。家长要注意给予儿童足够的安慰和鼓励，帮助他们理解治疗过程，减轻恐惧和焦虑情绪，让恢复过程更顺利。

8. 宝宝屁股上有个“小坑”，爸爸妈妈需警惕

对于儿童而言，2%~5% 的儿童屁股上都有小凹，这些小凹只有 1 个，距离肛门位置近（2.5 厘米以内），比较小（直径小于 0.5 厘米），同时，扒开能看到基底（说明小凹比较浅），并且基底是完整的、没有小孔、没有渗液。但是如果小凹位置较高，伴随周围血管瘤、包块、毛发、渗液或臀裂偏移等就可能隐藏着“脊髓栓系”的风险，需及时排查，宝爸宝妈切不可大意。

（1）宝宝屁股后面有个“小坑”，需要做什么检查：单纯就一个小凹陷，靠近肛门，没其他表现，那就不用担心了，基本没问题。如果多个小凹陷，或还有血管瘤、肿包、毛发增多，或者臀裂偏移等问题，需要注意，有可能存在脊髓栓系，需要进行腰骶段仰、俯卧位核磁检查。核磁可清楚显示脊髓圆锥的位置和形态以及有无病变的终丝，同时排查有无椎管内（外）脂肪瘤、脊髓空洞症、脊髓纵裂及其他合并畸形。

（2）引起脊髓栓系的原因有哪些：脊髓栓系综合征是由各种原因引起的脊髓末端位置低于正常导致一系列临床症状。引起脊髓栓系的病因有很多，包括遗传因素、环境因素、代谢因素以及孕产妇自身因素等。

1）遗传方面：该类疾病具有不完全显性遗传倾向，临床上可见家族聚集性。目前已经检测过超过 200 种与神经管畸形相关的候选基因，更佐证了这一观点。

2）代谢方面：大多数研究表明神经管缺陷是叶酸缺乏导致核苷酸合成和甲基化循环受限所致。

3）孕妇自身因素：妊娠糖尿病、孕妇肥胖及孕早期感染风疹病毒、巨细胞病毒及弓形虫等或有自发流产史，可能增加发生神经管畸形的危险性。另外，孕妇微量元素、维生素 B_6、维生素 B_{12} 的缺失也可影响胚胎的发育。

4）环境方面：孕妇接触空气污染、吸烟、装修材料等多芳烃物质，或者暴露于放射线、电磁辐射等也可能导致神经管畸形。

（3）除了腰骶部皮肤症状外，脊髓栓系还有什么表现：脊髓栓系综合征的临床表现是多样性的，常随着年龄的增长症状逐渐明显。

1）腰骶部皮肤异常：如局部皮肤凹陷或膨隆，可能伴有分泌物或感染；局部皮肤多毛、色素沉着。

2）大小便功能障碍：小便功能障碍包括遗尿、尿频、尿急、尿失禁和尿潴留，大便功能障碍包括便秘或大便失禁。

3）下肢进行性无力和行走困难，随着年龄增长症状可进行性加重，双下肢感觉麻木或减退。行走异常，下肢力弱、变形和疼痛，还可合并脊柱侧弯。

4）下肢感觉障碍，表现为下肢、会阴部和腰背部的感觉异常和疼痛。

5）疼痛年长儿或成人以腰腿疼痛、麻木为主要症状。

（4）脊髓栓系该如何治疗：对儿童脊髓栓系进行手术是有效的治疗方法。临床上有些儿童没什么临床症状，家长会犹豫是否有必要进行手术。家长需要明确的是，该病会随着孩子的长大，脊髓牵拉会逐步加重，一旦出现症状将不可逆，且症状将会越来越重。一旦出现下肢瘫痪、大小便失禁的症状再去做手术，只能让病情不再加重，对于已经出现的症状却难以逆转。相反，在还没有出现症状的时候手术，就可能避免风险发生。

9. 宝宝皮肤出现咖啡牛奶斑，爸爸妈妈需警惕

（1）什么是神经纤维瘤病：神经纤维瘤病源于神经嵴细胞分化异常，常累及中枢神经系统（也就是脑和脊髓），是神经皮肤综合征的一种。

（2）如何分型：神经纤维瘤病分为Ⅰ型（NF-1）、Ⅱ型（NF-2）和施万细胞瘤病。

1）NF-1是一种常染色体显性遗传病。症状主要是面部有咖啡牛奶斑、多发神经纤维瘤及骨性病变，约占神经纤维瘤病患者的90%。

2）NF-2是一种显性遗传综合征，可导致受累个体出现多发性神经系统肿瘤。表现为多发性颅内、脊髓及全身性肿瘤。

3）施万细胞瘤病：特征为多发性神经鞘瘤，不伴双侧前庭神经鞘瘤。

（3）发病率如何

1）NF-1型为常染色体显性遗传病，每3 000个人中有一个患者，有家族遗传病史的人群发病风险明显增加。

2）NF-2型患病率大约为1/60 000。

3）施万细胞瘤病大多数为散发病例，但约20%的患者有家族史。

（4）如何诊断呢

NF-1型诊断标准，以下7条中满足2条即可诊断：

1）6个或以上咖啡牛奶斑（儿童>0.5厘米，成人1.5厘米）；

2）2个或以上皮肤神经纤维瘤或1个丛状神经纤维瘤；

3）皮肤褶皱雀斑；

4）视神经胶质瘤；

5）2个或以上李氏结节（虹膜错构瘤）；

6）骨骼异常（蝶骨大翼发育不良，长骨弯曲伴或不伴假关节）；

7）一级亲属确诊 NF-1。

（5）该如何治疗呢：神经纤维瘤病无绝对有效的治疗方案，主要是减轻症状，减少肿瘤复发，减少并发症，提高生活质量为主。该病预后不一，大部分患者病情发展缓慢，有时呈静止状态，可生存多年乃至终身；但也有个别患者发生恶变而危及生命。

1）手术治疗：如听神经瘤、视神经瘤等颅内及椎管内肿瘤出现临床症状时，可选择手术治疗。

2）药物治疗：司美替尼用于治疗 2 岁及以上患有丛状神经纤维瘤且无法通过手术完全切除的 NF-1；当合并癫痫时可选择抗癫痫药物治疗。

3）放射治疗：一般适用于患者本身身体状况不佳、无法进行手术、患者及家人拒绝手术、术后辅助治疗等，治疗可使瘤体停止生长。

10. 脑外伤后为什么可能会发生癫痫

大脑作为人体的指挥官，一旦遭遇外伤，其复杂而微妙的平衡便可能被打破，引发一系列连锁反应，其中之一便是癫痫。那么，究竟是怎样的机制让“癫痫”这位不速之客悄然降临？下面，就让我们一同揭开“脑外伤后为何会发生癫痫”的神秘面纱。

（1）什么是脑外伤后癫痫：脑外伤后癫痫指创伤性脑损伤后部分患者经历一段潜伏期后出现慢性反复的癫痫发作。研究显示，创伤性颅脑损伤者发生癫痫的危险性是正常人群的 30 倍，绝大多数患者发病在外伤后 6 个月至 3 年。

（2）脑外伤后发生癫痫的概率是多少呢：重度颅脑损伤发生 PTE 的风

险是一般人群的29倍，中度颅脑损伤发生PTE的风险是一般人群的4倍，而轻度颅脑损伤者发生PTE的风险是一般人群的1.5倍。

在开放性颅脑损伤患者中，火器伤的PTE发生率为34%~53%，非火器伤的PTE发生率为12%~24%，而闭合性颅脑损伤的PTE发生率为1%~5%。有凹陷性颅骨骨折患者脑外伤后癫痫的发生率为50.91%，明显高于未发生凹陷性颅骨骨折患者的4.62%。

（3）脑外伤后癫痫的高危因素有哪些：外伤性癫痫高危因素主要为脑挫伤、脑水肿、蛛网膜下腔出血、骨片压迫、颅内血肿，脑膜-脑瘢痕、脑室穿通畸形、慢性血肿、脓肿以及低年龄。儿童患者的脑外伤后癫痫发生率21.05%，而成年患者发生率为9.97%。

（4）脑外伤后癫痫如何治疗呢

1）脑外伤后癫痫的手术有效率达60%~70%，因此对于脑外伤后癫痫应在多模态基础上积极性外科治疗。首先，防患于未然，处理脑外伤后癫痫的高危因素。对有明显压迫的凹陷性骨折积极手术治疗，手术中避免脑室穿通，将预防癫痫的手术理念植入外伤手术中。其次，对于局灶性起源的癫痫患儿，可行癫痫病灶、脑叶切除术。最后对于难治性癫痫可在综合分析后行胼胝体切开术、软膜下横切术或皮层热灼术、半球或脑叶切除术等。

2）脑外伤后癫痫除少数需要手术治疗以外，绝大多数需要药物治疗。创伤后尽早去除诱发癫痫的因素，早期预防性应用抗癫痫药能降低早期癫痫发作风险，以在伤后1周内预防性应用效果最佳，但对晚期发作无效。

11. 颅内蛛网膜囊肿是怎么回事

有的患儿因头晕或者头部外伤来就诊时，在行头颅 CT 或者磁共振检查时发现脑袋里有“蛛网膜囊肿”，家长因不清楚这个长在脑袋里的囊肿是什么而感到恐惧。他们担心孩子脑子里长了东西，会对孩子的生长发育及智商有影响；也会考虑是不是要做脑部手术把它除去?

事实上，这个疾病并没有想象中那么可怕，让我们一起揭秘一下颅内蛛网膜囊肿的真实面貌吧!

（1）什么是蛛网膜囊肿：蛛网膜囊肿属于颅内非肿瘤性、良性、囊性病变，是由蛛网膜所构成的囊壁包裹无色透明的脑脊液形成。

（2）蛛网膜囊肿怎么形成的呢：可能是蛛网膜在胚胎期发育异常、蛛网膜异常融合黏连等先天性因素引起，也可能是颅脑外伤、颅内感染、开颅手术等后天性因素引起蛛网膜黏连造成。

（3）蛛网膜囊肿有哪些临床表现：绝大多数蛛网膜囊肿没有症状，很多人都是在例行体检或头部外伤后行头颅 CT 或 MRI 时，发现颅内存在蛛网膜囊肿。少数患者可能出现以下临床症状：

1）颅内压增高：出现头痛、恶心、呕吐、嗜睡等症状。

2）破裂出血引起蛛网膜下腔出血症状。

3）继发癫痫发生。

4）可出现发育迟缓，智力障碍。

（4）蛛网膜囊肿如何诊断：如果 CT 检查怀疑蛛网膜囊肿，建议进一步行磁共振检查，提高确诊率。

（5）蛛网膜囊肿如何治疗：因为颅内蛛网膜囊肿是一种良性病变，它不会变成肿瘤，相当一部分蛛网膜囊肿都不会导致任何症状，所以无须治疗。

如果囊肿增大，造成脑组织受压等，产生头痛、头晕等症状，甚至少数严重的患者还会出现癫痫和神经功能缺失等并发症。这时候多建议手术治疗。

蛛网膜囊肿手术方式有以下几种：

1）囊肿-腹腔分流术是最有效的一种手术方法，其手术操作简单、创伤小，是蛛网膜囊肿最常用的手术方式；

2）囊肿部分切除加造瘘术，是采用显微手术，可以塑形膨隆变形的颅骨，但手术瘢痕大、容易导致脑组织塌陷和硬膜下积液；

3）神经内镜下囊肿部分切除加造瘘术，微创性更高，手术难度较大。

总而言之，发现有蛛网膜囊肿，绝大多数是不需要处理的。需要做的是每年至少复查一次头颅 CT 或 MRI，以便观察囊肿有无变化。

第七章

烧伤整形科疾病篇

1. “烧伤”和“烫伤”是一个意思吗

热力（火焰、热液、蒸汽、高温固体）、电能、化学物质、放射线等作用引起的组织损伤都叫作烧伤。我们俗称的“烫伤”通常是指热液导致的烧伤，从严格意义上来讲，烫伤属于烧伤的一种。

（1）孩子发生烧伤后家长应该怎么做

万一孩子不慎烧伤，家长可按照“冲、脱、泡、盖、送”的5字原则进行急救处理：

冲：立即用流动的冷水持续冲洗受伤部位30分钟。

脱：小心脱去孩子衣物，如果皮肤已经与衣服黏连在一起，切勿生拉硬拽，避免导致烧伤的局部皮肤撕脱，加重皮肤损伤，应将局部浸泡湿后再脱去衣物，必要时用剪刀剪开衣物，保留粘住伤口部分。

泡：烧伤后早用冷水浸泡效果好，水温越低效果越好，但不能低于6℃。疼痛较明显或是四肢大面积烧伤的孩子，可将烧伤处持续浸泡在冷水中30分钟，缓解疼痛，减轻烧伤程度。

盖：在等待120到来或送医前，应用无菌纱布或者干净毛巾、床单等轻轻覆盖伤口，保护创面，切不可弄破水疱，避免感染。

送：尽快送医救治，避免延误治疗。对于发生大面积烧伤的孩子来说，这一步尤为重要！

注意：烧伤后不可在创面涂抹牙膏、面粉、盐、香油、酱油等，避免创面加深，正确的做法是听取专业医生的意见，做科学的处理。

（2）孩子烧伤会留疤吗：由于小孩皮肤娇嫩，一旦烧伤往往比成年人情况严重，且容易留下瘢痕，但不是所有的烧伤都会留下瘢痕的。烧伤深度通常采用三度四分法，不同的烧伤深度，瘢痕发生的情况也不相同。

Ⅰ度烧伤：损伤最轻，仅伤及表皮浅层，烧伤皮肤发红、疼痛、明显触痛、有渗出或水肿，3~7 天愈合，不留瘢痕。

浅Ⅱ度烧伤：伤及表皮的生发层、真皮乳头层。局部红肿明显，水疱形成，疼痛明显，两周左右痊愈，通常不留瘢痕。

深Ⅱ度烧伤：伤及皮肤的真皮层，可有水疱，痛觉较迟钝。当烧伤烫伤达到这个程度时，如无感染，一般 4 周内愈合，愈合后的创面容易出现不同程度的瘢痕。

Ⅲ度烧伤：损伤最深，全层皮肤烧伤甚至到皮下、肌肉或者骨骼。无水疱，烧伤表面可以发白、变软或者呈黑色、炭化皮革状，痛觉消失，此种情况一般需手术治疗。

烧伤后尽早采取规范的抗瘢痕治疗，如外涂抗瘢痕软膏；尽早主动、被动功能锻炼；手法按摩，软化皮肤，增强皮肤弹性，预防软组织黏连；弹力加压治疗，如穿弹力套、弹力衣等可使瘢痕减少，增生减轻。

（3）孩子烧伤后皮肤有水疱怎么办：烧伤时伤及真皮，导致血管扩张、血管内皮损伤，从而出现水疱。千万不要擅自挤破或挑破水疱，否则可能造成感染。

水疱处理方法：

1）烧伤处水疱较小可以涂抹烫伤膏，水疱大多可以自行吸收。

2）水疱已经破损，需要用消毒棉签擦干水疱周围流出的液体，勿撕掉水疱皮。

3）烧伤严重，水疱较多、较大且张力较高，需要立即到医院就诊，进行积极正规的穿刺排液处理及治疗。

（4）孩子烧伤后为什么会反复发热：发热是机体对致病因子的一种防御反应，小儿体温调节中枢发育不完善，皮下中枢兴奋性较高，自身调节功能差，烧伤后，机体的防御功能降低，轻微的烧伤和感染即可引起高热。

1）渗出液的吸收热：烧伤早期，毛细血管张力和通透性增加，大量组织内液外渗，48 小时后毛细血管张力和通透性逐渐恢复，渗出液回吸收的同时部分毒素也被回吸收，从而产生吸收热。

2）换药热：换药时，疼痛、寒冷的刺激、坏死物质分解产生内源性致热原，均可导致高热。此种高热多为一过性，持续时间 3~5 小时。

3）水电解质紊乱：烧伤后，体液大量外渗，小儿因口渴饮入大量不含钠液体，或短时间补液过多，造成稀释性低钠血症及脑水肿而出现高热。

4）肺部感染：小儿烧伤后抵抗力低，免疫力差，易发生肺部感染，特别是合并有呼吸道烫伤的孩子，更易发生肺部感染，产生高热。

5）创面感染发热：皮肤烧伤后细菌容易定植及繁殖，严重者会出现感染，红肿热痛，分泌物增多，创面感染引起发热。

（5）发热后如何处理

松解衣物，避免加盖厚被子，降低室温至 22~26℃。

温水擦浴，重点擦拭孩子颈部、腋下、大腿根部等血管丰富的部位，注意动作要轻柔，避免擦拭心前区、腹部，孩子足部要做好保暖措施。

可使用冷毛巾、冰袋、降温贴在额部进行冷敷，在冷敷过程中孩子出现手脚冰凉、全身发抖，应立即停止冷敷。

当孩子体温 ≥38.5℃，或者体温未达到 38.5℃但是已出现头痛、精神状态不佳等情况时，应及时在医护人员指导下使用退热药。

（6）孩子烧伤后为什么会拉肚子：小儿消化系统发育不成熟、防御能力较差，烧伤后体液大量渗出，血容量下降，胃肠道缺血缺氧，抗生素的过量使用，肠道感染等均是腹泻发生的主要原因。

年龄越小、伤情越重的孩子，烧伤后腹泻发病率就越高。轻者大便每天3~5次，重者每天>10次，轻者因营养不良延长创面愈合时间，重者出现严重水、电解质紊乱，甚至危及生命。

腹泻处理：

1）合理饮食：注意乳品、食品的保存，奶具、餐具、玩具等物品及时消毒，注意饮食卫生，选择易消化清淡饮食。

2）蒙脱石散：肠道黏膜保护剂，有轻度止泻作用。

3）益生菌：调节肠道菌群，缓解腹泻症状。

4）防脱水：轻中度脱水的宝宝首选口服补液盐，如果没办法口服或者严重脱水的宝宝，需要尽量静脉补液，防止脱水加重。

5）臀部护理：宝宝每次排便后都要用细软的棉巾蘸水或湿纸巾清洗臀部、会阴（禁用肥皂），并擦干皮肤，最后在肛周皮肤涂上鞣酸软膏或其他无刺激的护臀霜。

（7）孩子烧伤后能不能吃“发物”，应该怎么给孩子补充营养

1）“发物”是一种民间说法，指能诱发疾病或使病情加重的食物，包括牛羊肉、韭菜、香菜等。但此说法是没有科学依据的，只要孩子没有相关食物过敏史，或食用后没有引起烧伤创面的充血和瘙痒即可正常食用。

2）一般在早期的48~72小时，孩子可能出现恶心、呕吐、腹胀等症状，如发生这些症状可能需要禁食。如果没有以上症状，可以适当给孩子进食一些流质饮食，比如牛奶、稀饭、米汤等，需要少量多次地进行喂养。因为早期进行大量的进食，甚至是油腻的、高蛋白的食物，会增加胃肠道的负担，从而出现胃肠道的症状，腹泻、呕吐的情况。所以早期营养的补充还是以静脉营养为主，口服为辅。

3）经过72小时之后，病情相对稳定，到了一个创面修复的时期。此过程中能量的消耗比平时大得多，需要大量的营养。可以增加口服量，以口服为主，静脉营养为辅。主要以清淡、高蛋白、高能量饮食，比如说碳水化合物

(米饭、面条等),蛋白质类(植物蛋白:豆制品、燕麦等;动物蛋白:鸡蛋、瘦肉、鱼等)。高蛋白的食物可以促进皮肤的愈合,所以这个时期想要快速愈合创面一定要大量摄入优质蛋白和各种营养物质。

2. 孩子触电后为什么要做心脏检查

触电又称电击伤,主要是由于一定量的电流通过人体引起组织损伤或者功能障碍,轻者仅表现有恶心、头晕或短暂的意识丧失,严重者可引起电休克、心室纤颤或呼吸、心跳停止,甚至死亡。因此,对所有电击伤的基本检查应包括:心电图、心肌酶谱,特别是肌球蛋白测定,若有任何心肌受损、心律不齐或胸痛等表现,则应做 24 小时动态心脏监护,以便医护人员判断孩子心脏受损程度。

3. 孩子不小心喝了强酸、强碱类液体,该如何处理

孩子误服强酸、强碱类物质后,不能催吐或洗胃,应立即让孩子服用牛奶、豆浆、鸡蛋清等,减轻酸碱性液体对消化道的腐蚀。如果误服了强碱性液体,立即服用食醋、柠檬汁、橘子汁等中和碱性;对于强酸性液体,立即服用苏打水、肥皂水、鸡蛋清以中和酸性;对于碘酒或来苏水等物质,可立即口服稠米汤或面糊等含淀粉的食物。可将蒙脱石散兑水调成混悬液口服,隔绝腐蚀物对食管及胃黏膜的损伤。并应立即就医。

4. 火灾时吸入火焰、烟雾后为什么会严重威胁生命

火灾时吸入火焰、热的烟雾而引起呼吸道烧伤，呼吸道烧伤可分为三类：

轻度：烧伤在咽喉以上，表现为口、鼻、咽黏膜发白或脱落，充血水肿，分泌物增多，鼻毛烧焦并有刺激性咳嗽，吞咽困难或疼痛等。

中度：烧伤在支气管以上，出现声嘶和呼吸困难，早期痰液较稀薄，往往包含黑色炭粒，肺部偶有哮鸣音或干啰音。若发生严重呼吸困难需要行气管切开术。

重度：烧伤涉及小支气管，呼吸困难发生较早而且严重，往往不能因气管切开而改善，肺水肿出现亦较早，严重者甚至威胁生命。

因此，发生火灾时，尽量使身体贴近地面，并用湿毛巾或湿纸巾等捂住口鼻，避免吸入火焰或烟雾。

5. 什么是色素痣，痣都会恶变吗

色素痣简称色痣或黑痣，黑色素痣是最常见的皮肤良性肿物，由黑色素细胞形成巢状排列。按照分布层次常分为三大类：交界痣、混合痣、皮内痣。

正常人体表平均存在 15~20 颗黑痣，一般在青春期达到最高峰。黑痣的自然病程十分稳定，绝大多数痣终生保持良性状态。黑痣从发病年龄上分为先天性和后天性。先天性黑色素细胞痣是指出生或生后 6 个月内即存在的黑痣，一般直径大于 1.5 厘米，当黑痣直径大于 20 厘米或面积大于 144

平方厘米称巨型先天性黑色素痣，影响外观、有恶变可能需尽早治疗。后天性黑痣中仅有交界痣和混合痣中的交界成分有恶变的可能。此外，黄种人的黑色素瘤多发生在掌、跖及甲床等部位，发生在该部位的色素痣，应早做处理。

（1）发现宝宝有色素痣该怎么办，要不要治疗：黑痣分布在全身各处，但绝大多数并不需要处理。当短期内黑色素痣突然增大、边缘不规则、色素不均，周围出现卫星状小病灶，甚至破溃、出血等疑似恶变，应立即治疗，容易受到摩擦或刺激的痣如手掌、足底等部位的黑痣，或者影响美观和功能的黑痣，不论出于美容还是防止恶变的考虑，均要选择尽早治疗。如果宝宝年龄偏小，需通过住院进行治疗。

（2）色素痣有哪些治疗方式，怎么选：一般无须手术、直径小于 3 毫米的黑痣可选择非手术治疗，包括激光治疗、冷冻治疗、电灼疗法等多种方法。激光、电灼、液氮冷冻 3 种物理疗法治疗色素痣虽然操作方便、简单，但治疗后易引起痣残留，以液氮冷冻法最高，其次为电灼法和激光法，上述三种方法治疗色素痣的复发率均在 30%~50% 不等。痣残留的原因主要是治疗中

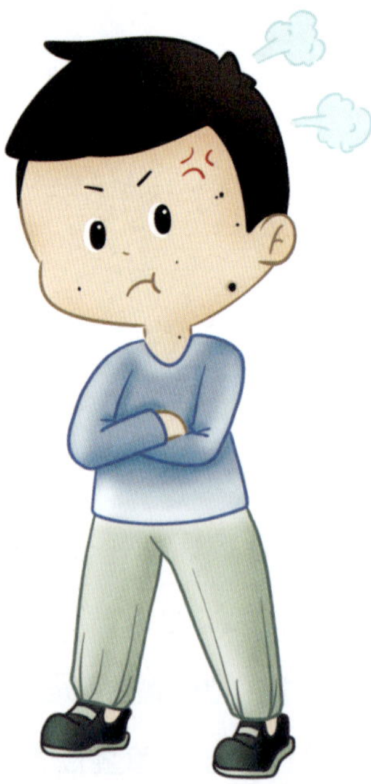

肉眼不能准确判断痣细胞是否完全清除干净。故在选择 3 种物理疗法治疗色素痣时可能需要多次治疗，家长必须慎重考虑。

从疾病的角度来说，手术切除是目前能根治最为安全的方法，对于交界痣和混合痣一般首选手术治疗，术后可以将所切组织进行组织病理检查。

（3）色素痣不能一次手术切除吗：大部分色素痣采用了单次或分次切除的方法，切除后直接缝合。但直接缝合只适用于面积较小的病损，植皮法术后的皮肤形态色泽弹性等稍差，早已被扩张器植入术所取代，它适用于病变较大，同时周围或远处有可利用的正常皮肤。

（4）切除色素痣为什么要用扩张器植入：扩张器植入术是直接将扩张器植于正常皮肤的软组织下，定期在扩张囊内注入生理盐水，以增加扩张器内容量对皮肤表面软组织产生压力从而进行扩张，是一种利用新增皮肤转移进行组织修复和器官再造的一种新型技术。通过扩张器植入，可以产生“额外”的皮肤软组织用以修复色素痣切除术后皮肤缺损，这种手术方式效果较好，但耗时长，一般需两次手术，分别进行扩张器植入、扩张器取出并切除色素痣。两次手术间要间隔 2~4 个月进行扩张器注水。

（5）扩张器植入术后要注意什么：术后护士会根据病情，给宝宝的手术部位抬高，这样有利于促进循环，减轻肿胀，家长们不要随意改变；术后 10 天开始注入生理盐水，后期需要 1 周来医院注水 1 次。注水期要看护好宝宝，扩张器和注水壶所在的区域要绝对避免暴力、锐器等直接作用于扩张皮瓣表面，造成扩张器破裂、漏水；避免剧烈运动，造成注水囊移位、翻转。如有异常，及时就医。

（6）色素痣切除术后要注意什么：术后保持切口清洁，定期换药。短期避免紫外线照射以免色素沉着，必要时抗瘢痕治疗。面部色素痣切除术后 5~7 天拆线，四肢色素痣切除术后 10~14 天拆线。

（7）色素痣切除术后会不会留疤：只要损伤深达真皮深层或真皮以下的伤口都会留下不同程度的瘢痕，这是机体组织受伤后自身修复必须经历的过程。采用不同的切痣方法遗留的瘢痕程度有所不同。另外，儿童生长发育速度快，瘢痕组织也会随着发育而生长，与成人相比，儿童不可控因素较多，遗留瘢痕的概率也要大一些。那么，有什么方法可以切痣的同时让瘢痕不那么明显呢？可以选择到整形外科治疗，使术后瘢痕尽可能小且隐蔽。

（8）色素痣切除后还会再长吗：复发很罕见。由于手术是在直视下把能看到的病变组织全部切除（按肿瘤切除原则要在肿瘤旁边的正常组织内切除），术后还有病理检查，在显微镜下看边缘是否切干净了，因此手术切除后复发很罕见。即便复发也不要紧张，这只是残留没切到的少部分黑色素细胞，性质如果并无变化，可以再次彻底切除。手术切除是将病变组织去除最为彻底的方式，切除后黑痣原来所在的局部只剩下正常的皮肤和一些瘢痕组织，已无黑痣组织，也就谈不上刺激它恶变的问题。

6. 为什么宝宝出生时耳朵长得和别人不一样

耳廓畸形包括形态畸形和结构畸形。形态畸形指耳廓肌肉发育异常或异常外力作用使耳廓产生扭曲变形，不伴明显的软骨量不足；结构畸形是指胚胎发育早期耳部皮肤及软骨发育不全导致的外耳畸形，即通常所说的小耳畸形。

耳廓形态畸形是常见的新生儿畸形，发病率高达 43.46%。该畸形共有八种表现形态，分别为招风耳、Stahl 耳（猿耳）、Conchal Crus 耳（耳甲异常凸起）、耳轮畸形、杯状耳、垂耳、环缩耳、隐耳。

这类患儿耳廓并不存在结构异常和组织缺失，可在新生儿期通过矫形器矫正。如果这种患儿在出生后早期不能得到及时关注而错过无创矫形时机，往往需要在5~6岁后在全身麻醉下接受外科手术矫正，费用高、创伤大、美学效果一般。

对于伴有结构异常或组织缺损的耳廓结构畸形，即小耳畸形，只能接受手术治疗。我们主张在患者6岁左右接受自体肋软骨支架移植，扩张法耳廓再造术。耳廓结构畸形（小耳畸形）分为四型：

Ⅰ型：耳廓稍小，结构清晰可辨；

Ⅱ型：中度畸形耳廓较小、结构部分保留；

Ⅲ型：重度畸形，仅存部分耳郭软骨和耳垂；

Ⅳ型：无耳畸形。

（1）什么时候给宝宝佩戴耳廓矫形器最好：耳廓畸形最佳治疗时机为出生后2~6周。这是因为，出生后6周内，受母体雌激素影响，新生儿体内雌激素水平较高，耳廓软骨中含有相对高水平的透明质酸，此时耳软骨较软，易于塑形。随着母源雌激素的消失，软骨中透明质酸下降，耳软骨变硬而形态逐渐固定而失去可塑性。因此，耳廓形态畸形治疗越早越好。此外，母乳喂养的新生儿可以适当延长治疗时机，这是因为母乳喂养的体内含有较高浓度的雌激素，故用母乳喂养的新生儿可以适当延长治疗时机。宝宝长到6月龄后，便错过了无创矫形时机。但无论如何，还是要早发现、早治疗，以免错失良机。

（2）宝宝佩戴耳廓矫形器后要注意些什么：正确佩戴耳廓矫形器：固定耳托；安装牵引器，调整弯曲度并固定牵引器；盖上耳盖。

佩戴矫形器期间，定期打开带孔前盖观察皮肤色泽，擦拭皮肤，矫形器不得沾水，其内部也要保持干燥，原则上不可以轻易拆掉耳盖。小儿皮肤新陈代谢快，油脂汗液分泌较多，矫形器会在佩戴后发生移位，重新固定时，应遵循以下步骤：拆除耳盖→拆除牵引器→拆除耳托→更换胶带。使用过程中需要严密注意宝宝耳部组织有无压迫和过敏等，如发生皮肤红肿、破损、局部耳部组织过白等现象应及时调整或拆开耳盖取出牵引器进行放松调整。皮肤压红可涂抹鞣酸软膏，如有破损可外涂红霉素软膏，破损痊愈后继续治疗。睡觉、哺乳时避免矫治耳长期受压，喂奶时避免溢奶，发现异常及时联系复诊。

（3）宝宝小耳畸形很严重怎么办：对于伴有结构异常或组织缺损的小耳畸形，我们主张在患者 6 岁左右接受自体肋软骨支架移植，埋置扩张器耳再造分 3 期：

一期，将扩张器埋在耳后的皮肤下面，术后 10 天后开始注入生理盐水，1 周注水 1 次，每次注水容量为扩张器容量 10%，再休息 1~2 个月等待皮肤充分生长，再进行 2 期手术。

二期，取 2~3 根肋软骨，雕刻成耳支架，取出扩张器，再经扩张器植入的原切口植入耳支架。

三期，手术通过耳垂转位、耳甲腔加深、耳屏再造等方法将再造耳细节修饰得更加完善。

（4）宝宝耳再造手术几岁做合适：小耳畸形影响宝宝的外观，容易导致患儿出现心理问题，自卑、怯懦、孤僻、抑郁等。考虑到儿童到 6 岁时耳廓可达到成人的 95%，10 岁时基本与成人无异，因此最合适的手术年龄为 6~14 岁，这个年龄段的肋软骨弹性好，耳后乳突区皮肤较薄且富含弹性及伸展性，非常接近耳组织构成的要求。

7. 宝宝从小受伤就容易留疤，是怎么回事

瘢痕是各种皮肤损伤所引起的正常皮肤组织外观形态和组织病理学改变的统称，是人体创伤修复过程中必然的产物。瘢痕形成确切机制未完全清楚，目前的认知表现在微观和宏观两方面。微观方面涉及细胞、细胞因

子、细胞外基质等成分的相互作用,组织空间结构的三维层面也可能参与瘢痕形成的全过程。而宏观方面的因素,包括个体的人口学特征(种族、性别、年龄等),以及外在因素(伤情、手术切口等治疗因素)等。多维度、多层面的复杂因素造成了瘢痕形成的复杂性、多元性。

(1)为什么宝宝身上大大小小的瘢痕长得都不一样:病理瘢痕按形态可分为增生性瘢痕、瘢痕疙瘩、萎缩性瘢痕和浅表性瘢痕。

1)增生性瘢痕是临床最为常见的瘢痕类型,可细分为线性增生性瘢痕(如手术、外伤引起)和广泛生长的增生性瘢痕(如烧伤、创伤引起)。

2)瘢痕疙瘩是一种特殊类别的病理性瘢痕,表现为高出正常皮肤表面、超出原始损伤范围、呈持续性生长的肿块,质地较硬,弹性较差,可伴有瘙痒或疼痛,具有治疗抵抗和治疗后高复发率的肿瘤类疾病的特征。

3)萎缩性瘢痕临床上表现为皮肤凹陷,可见于痤疮感染、外伤之后。

4)浅表性瘢痕除外表稍异于正常皮肤,表面粗糙或有色素变化外,局部平坦一般都无功能障碍。

(2)宝宝受伤后怎么避免身上产生瘢痕呢:瘢痕的预防应从创伤发生时开始,目的是减少瘢痕发生,其重要性不亚于治疗。瘢痕的预防需要贯穿于创伤愈合的所有环节:如及时和正确的清创、减张缝合、预防感染和血肿形成、避免日晒以减少炎症后色素沉着、弹力绷带的使用等。在创伤的治疗和愈合过程中,张力较高的部位,如肩、颈、胸骨柄、踝关节等,以及深色皮肤和具有瘢痕家族史的宝宝更应该重视。

(3)宝宝身上的瘢痕该怎么治疗:瘢痕的治疗方式的选择主要取决于瘢痕分类、患者瘢痕史(包括既往治疗失败或成功史)、治疗依从性等。此外,患者瘢痕常见症状如疼痛、瘙痒则可能需要其他特殊治疗或辅助治疗。现有的瘢痕治疗方式主要包括:物理治疗、药物治疗、手术治疗、激光治疗。

1)物理治疗:预防是治疗瘢痕的关键,应从创伤发生时开始。

2)药物治疗:外用药物治疗主要用于瘢痕的预防及早期应用,常见的有洋葱提取物制剂、硅酮类制剂、积雪苷类制剂等。此外还可以直接将药物注射到瘢痕内，来抑制瘢痕内过量的胶原蛋白，达到退化瘢痕的效果，注射治疗较为保守，有复发、毛细血管扩张等局限性，常见的注射药物有糖皮质激素、曲安奈德+氟尿嘧啶、博来霉素、丝裂霉素等。

3）手术治疗：对于较大面积增生性瘢痕切除和挛缩性瘢痕松解术后的创面，大张植皮仍为首选。但供皮区的选择应考虑尽可能减少新的瘢痕，将暴露部位的瘢痕搬到隐蔽部位。由于儿童皮肤弹性较好，皮下脂肪少的特点，一般胸腹部基本可提供所需皮源，取皮后皮下减张缝合，皮肤免拆线缝合或生物胶黏合，后期综合预防瘢痕，均可达到仅在隐蔽部位留下线性瘢痕的效果。

4）激光治疗：激光治疗具有创伤小、恢复快、副作用少等优势，主要适应于无明显功能障碍的扁平瘢痕，散在大小不等、高低不平的凹陷性瘢痕，部分增生性瘢痕和瘢痕疙瘩等，如长痘后遗留的痘坑、术后的刀口瘢痕、轻中度烧伤后不平整的瘢痕或植皮区、供皮区颜色深浅不一等色素不均的瘢痕。

（4）什么样的瘢痕要手术处理：一般考虑手术治疗瘢痕的情况有：瘢痕伴有严重挛缩已引起器官变形或活动受限，瘢痕与深层组织黏连需手术松解，瘢痕反复破溃感染，瘢痕凸出明显或者凹陷严重影响功能和外观等。这些情况下手术治疗可更快更好地解决瘢痕问题。

（5）瘢痕手术可在什么时期进行：在没有功能障碍的情况下，成熟期是瘢痕手术治疗的最佳时期（多数在手术或外伤后1年或至少半年），此时瘢痕变软，基本成熟，不再变化。若瘢痕引起周围组织和器官的功能障碍，经评估后可适当提前手术。

（6）瘢痕手术的方式有哪些

1）手术切除直接缝合法：适合比较窄、范围不大的瘢痕，方法简单有效，损伤小。

2）手术分次切除缝合法：适合稍大点儿的瘢痕，一次手术切除不能彻底解决瘢痕的，需要2~3次，使瘢痕变小或瘢痕完全切除，每次手术间隔6个月左右。

3）瘢痕切除植皮修复：适合比较大的瘢痕或挛缩瘢痕，尤其在关节部位，瘢痕切除组织松解后，取其他部位皮肤修复创面，达到瘢痕挛缩松解的效果，尽最大可能恢复正常的功能。

4）皮肤软组织扩张修复技术：适合创面比较大的瘢痕，持续时间较长，需要3~6个月时间组织扩张恢复。

5）皮瓣移植修复术：瘢痕切除后，有骨、血管、神经等重要组织裸露的创面，以及一些有耐磨耐压等特殊功能要求的部位等，都会用到皮瓣移植进行修复。

6）瘢痕清创切除术：针对反复破溃的瘢痕，清除感染瘢痕组织。

（7）宝宝瘢痕术后要注意什么

1）保持创面清洁干燥，不要碰水和弄脏切口。术后次日换药检查切口，以后2~3天换药1次直到拆线。拆线时间：面颈部为7天，躯干部为9~10天，四肢为12~14天。拆线后2天可以正常清洗切口，但不要用力搓揉切口，不能用太热的水，不要用沐浴头对着切口冲，洗涤后清洁毛巾擦干切口，再外涂药物。

2）按医嘱进食，加强营养，禁食辛辣食物。宜选择高热量、高蛋白、高维生素的饮食，如鸡蛋、瘦肉、牛奶、鱼、蔬菜和水果等，以增加抵抗力促进伤口愈合。少食或不食辛辣和易过敏食物，如辣椒、海鲜。术后不需要特殊补品，均衡饮食、不偏食即可。

3）局麻术后，大多可以正常生活活动。全麻手术麻醉完全清醒后可以下床活动。活动要适度，避免剧烈活动，口周和关节部位的手术要尽量减少活动，禁止增加伤口张力的行为。可以采用透气减张贴拉合切口，避免活动对伤口的牵拉。通常以术后3个月后开始剧烈活动为好。

4）通常外用促进愈合的药膏、生长因子软膏和预防感染的抗生素药膏，如红霉素软膏、莫匹罗星软膏，到拆线后2~4周，之后改为预防瘢痕增生药物。如切口没有发红、发硬、高起和痒痛不适等瘢痕增生迹象，抗瘢痕增生药物用到术后半年至一年即可，没有必要长期使用。

5）术后如无不适，一般每个月复查一次，直到术后2年。如出现切口发红、发硬、高出皮肤表面和伴有痒痛不适，提示瘢痕有增生迹象，应及时到医院复查治疗。

（8）宝宝激光治疗后要注意什么

1）治疗结束后，不可立即用手触摸局部，以防造成细菌感染。

2）治疗部位有微红、微灼热感，这是正常现象，可以局部冰敷处理，以减轻肿胀与疼痛。

3）治疗后24~48小时之内有红肿，灼热感等属于正常反应，可自行用冷毛巾湿敷局部，如有很强烈的疼痛感或其他不适时应及时联系医生处理。

4）治疗后一般需要每2天换药一次，治疗区禁水，坚持7~14天，换药用的药物听取医生建议。

5）面部治疗后5天内不宜用热水洗脸，2周内避免使用化妆品、禁止蒸面，减少面部表情及避免洗桑拿浴、避免用力按摩治疗部位以及出汗的运动。

6）治疗后3天左右局部创面开始形成微小颗粒的痂皮，7~10天痂皮会脱落完毕。有轻微干燥、脱屑、结痂时，请勿自行抠抓剔除结痂，一定让痂皮自行成熟脱落。

7）有部分患者会出现色素沉着（深肤色的皮肤易出现），一般在3~6个月会减淡，配合药物治疗会加速色沉的消退。

8）治疗后3个月内避免强烈日晒。

9）治疗后14天内禁食辛辣、刺激及海鲜、羊肉等食物（防皮肤过敏），尽量减少食用色素含量较高的食物或饮料（糖果、果脯、果汁、黑豆、黑芝麻等）

及感光食物（柠檬、白萝卜、芹菜、莴苣、油菜、茄子、紫菜、菠菜、红豆、芒果）。可多食番茄、卷心菜、草莓等防晒食物。

（9）瘢痕经过治疗后能恢复成原来的皮肤吗：瘢痕治疗目前是国际难题，国内外均无特效方法消除瘢痕，瘢痕皮肤难以恢复到正常皮肤。瘢痕是一种慢性病，瘢痕治疗需要较长时间，需要多次治疗，瘢痕疗效的评价需要观察 1~2 年时间，需要根据瘢痕恢复情况进行动态治疗。

8. 什么是“美容线”、美容缝合

有人认为“美容线”就是可吸收线，不用拆线就不会留疤；也有人认为是非常细的线缝的伤口就不会留疤。这些说法都是不准确的。其实呢，“美容线”不是单单的一种细的针线，而是指伤口缝合应用的美容理念和技术，通过分层、细致的缝合操作，达到减轻或消除瘢痕的效果，即伤口的减张和精细缝合，也叫美容缝合，这项技术则需要经过专门训练的整形科医生进行操作。

（1）美容缝合需要拆线吗：整形科医生在缝合皮肤以下的组织时，一般也是不用可吸收缝线的。缝合皮肤的时候，经常使用对组织反应比较轻的缝线，譬如聚丙烯缝线、尼龙单丝缝线。即使这些缝线往往都很细，也是要拆线的。一般来说，拆线时间在缝合后 5~7 天，过早的拆除缝线会让伤口开裂，拆线过晚会引起瘢痕增生。

（2）缝合后的伤口应该注意些什么，怎么祛疤呢：美容缝合很重要，但对于整个治疗的过程来说仅仅是第一步，后期的治疗也很关键。新缝合的伤口要注意保持清洁干燥，一定不要碰水，定期换药，对于伤口的血痂，要及时清理，可以外涂生长因子凝胶制剂促进创面的愈合；在缝合后 5~7 天拆除缝线。

伤口拆线后可以根据伤口情况使用皮肤减张胶贴，选用祛疤产品包括祛疤膏、瘢痕贴，坚持长期使用，尽可能应用到瘢痕成熟期，也就是伤后满半年左右。还可以配合激光治疗，尽量做到“社交无痕”。

9. 孩子被各种小动物抓咬了怎么办

（1）宝宝被蚊虫叮咬后为什么肿得像馒头，需要涂药吗：蚊虫等叮咬后常见的典型反应是叮咬部位出现外周红晕，中间凸起，有个叮咬后的孔，有些肿胀、痒感，一般 7~10 天能消退。而红肿大包，和常见的典型反应不一样，红肿直径比较大，2~10 厘米不等，出现红、肿、热、痒，有些会痛，变硬。这就是宝宝对蚊子叮咬产生了过敏反应，叫作大局部反应，也叫蚊咬综合征。这种大局部反应在叮咬后数小时内出现，12 小时左右为进展期，不经治疗的话，也会在 3~10 天内消退。

如果蚊子包没破，可以使用肥皂水和苏打水冲洗，使用冰敷让宝宝减轻痒感，可隔着毛巾每次敷 5~10 分钟。如果孩子又痒又疼，难以缓解，建议使用糠酸莫米松等乳膏涂抹红肿部位，使用 5~10 天或者红肿消失后停药。外涂药膏的同时，建议口服抗过敏药控制瘙痒，使用 5~10 天，或者用到症状缓解后停药。如果红肿在眼皮影响孩子视力，或红肿严重、常规处理不能缓解，需要就医。如果在家处理后，孩子的症状没有缓解，或者逐渐加重、出现了其他不适症状等，需要及时就医。

（2）被小动物抓咬伤后需要打狂犬病疫苗吗：通常来说，人体被猫、狗、蝙蝠、浣熊、鼬以及明确被疯狗咬伤的其他动物等抓咬伤后需要尽快打狂犬病疫苗。如果被动物咬伤，伤口过深或伤口被污染，还需要及时接种破伤风抗毒素或破伤风免疫球蛋白。

（3）孩子被狗咬伤了怎么办：被狗咬伤之后，即使只是有牙印的痕迹，也应立即对伤口进行清洗消毒。应该立即用3%~5%的肥皂水或流动的自来水充分冲洗，冲洗时间不低于15分钟，力求去除狗的口水，挤出污血。彻底冲洗后用75%酒精消毒，然后用碘酒擦洗伤口，然后立即注射狂犬病疫苗，越早越好。

普通狗咬伤根据伤情进行清创缝合。如果是狂犬病狗咬伤伤口需要敞开，不宜包扎和缝合。如果出血过多必须包扎缝合，应在保证伤口已彻底清洗消毒并已注射抗狂犬病血清。若咬伤头颈部、手指或严重咬伤时，伤口周围及底部还需要注射抗狂犬病血清，或狂犬病免疫球蛋白，同时注射狂犬病疫苗。

（4）孩子被蜜蜂、黄蜂（马蜂）蜇了怎么办：孩子被蜂叮咬后，首先在蜇伤处检查是否有毒刺留在皮肤内，在家中可先用镊子或针挑拨或胶布粘贴出毒刺，尽量挤出毒液。被蜜蜂叮咬后，应立即外敷弱碱性液体解毒，如肥

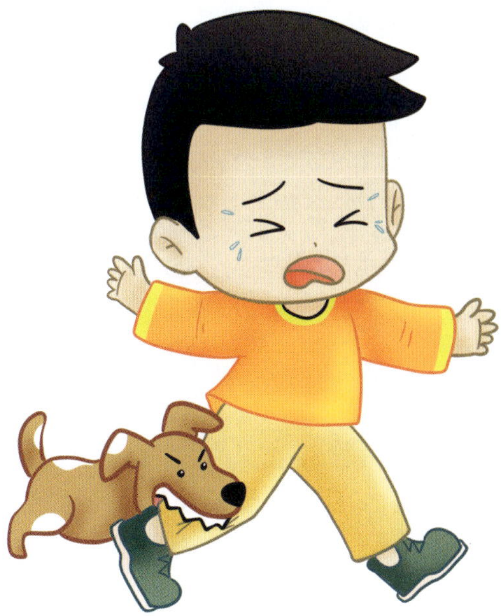

皂水、苏打水、淡石灰水；被黄蜂叮咬后，则需要外敷弱酸性溶液解毒，可用棉花蘸柠檬汁、醋、稀释的醋酸等冲洗，严重者立即来院就诊。

10. 儿童也会有“狐臭”吗，臭味能消除吗

腋臭是腋部的臭汗症，俗称“狐臭”。腋臭是由于汗腺分泌液具有特殊臭味或汗液被皮肤定植的细菌（如梭状杆菌、棒状杆菌等）分解而释放出臭味，天热多汗或运动后最为明显。也可能与长期处于负面情绪、熬夜、精神疾病等导致内分泌紊乱有关。

（1）为什么孩子小时候没有狐臭，长大后却出现了：儿童狐臭一般是在孩子进入青春期后，通常是 11~13 岁左右开始体现出来。也有部分儿童甚至在七八岁左右开始出现，因人而异。狐臭的产生与腋窝部的大汗腺密切相关，是大汗腺分泌的汗液被皮肤表面的细菌酵解后，所产生的刺鼻的臭味，而大汗腺是受性激素水平的影响，所以在青春期后会比较明显。狐臭与遗传有一定的关系，天气闷热，出汗较多，剧烈运动后均可以诱发或者加重狐臭。

（2）除了腋窝臭味，狐臭还会有哪些症状

1）腋臭起源于顶泌汗腺，俗称“大汗腺”，只存在于腋窝、乳晕、脐窝、肛门、外阴和外耳道等部位，所以有些人还会伴有外阴、肚脐、肛周等部位的臭味。

2）因为外耳道是大汗腺的分布区域，所以大多数腋臭患者往往伴有耳耵聍，俗称“油耳朵”。

3）可能会有局部表现，如腋窝处汗液较多且伴有结晶颗粒、皮肤颜色较深，内衣有异味，发黄等。

（3）狐臭也分轻重程度吗：狐臭可以根据气味的轻重来判断严重程度，

（Park 诊断分级标准）：

0 级：在任何状况下腋窝部都不会散发臭味。

1 级（轻度）：仅在重体力活动后散发出自己可闻及的轻微气味。

2 级（中度）：日常活动后散发出较浓郁的异味，<1.5 米可闻及。

3 级（重度）：休息时也会散发出浓郁的异味，且>1.5 米可闻及。

（4）日常家庭护理能做些什么

1）衣着透气凉爽，勤沐浴、勤换衣，出汗后及时擦干，用肥皂水清洗腋窝，破坏细菌生长环境，保持干燥清洁。

2）必要时剔除腋毛，减少寄生菌的数量，但要避免经常刺激腋下皮肤。

3）饮食宜清淡，忌辛辣刺激食物，戒烟戒酒。

（5）狐臭怎么治疗呢

1）使用无创性产品：如抗菌剂、抑汗剂、除臭剂等。该方法适用于 0~1 级的腋臭患者，其安全便捷，但也存在局限性，如持续效果短、治标不治本、刺激皮肤、孕妇及哺乳期妇女受限等。

2）药物注射治疗：研究证明在 10 岁以上的青少年都是安全有效的，效果一般能维持 6~12 个月，0 级以上有治疗需求的患者都可接受药物注射治疗。

3）物理治疗：临床常采用激光、微波、射频与超声、黄金微针等，操作简单、方便快捷、创伤小、无瘢痕等，但相应费用更高，且有一定的复发率。

4）手术治疗：手术是目前公认治疗狐臭的最有效的方法。手术治疗一般要等到青春期之后。传统的手术方式是直接把皮肤带汗腺毛囊全部切除，效果显著但瘢痕也相对明显。目前常用的微创手术方式有小切口匙刮术、小切口修剪术、微创负压抽吸术等，有切口小、损伤轻、恢复快、瘢痕不明显等优点。

（6）为什么腋臭切除手术要接负压机器：腋臭术后常规会使用负压治疗，可以减少换药次数，减轻孩子痛苦，促进功能恢复，缩短住院时间。

负压机器是一种处理浅表创面和用于深部引流的全新方法。通过在伤口部位放置专利敷料并施加负压(真空),从而帮助拉拢伤口边缘,去除局部感染物,促进肉芽组织形成,加速伤口愈合。它可以用在急性伤口比如创伤、烧伤、植皮、皮瓣,也可以用在慢性伤口比如糖尿病足、压力性溃疡、静脉性溃疡。

(7)腋臭切除术后腋下有引流管,家长和孩子要注意什么

1)首先要保持引流管的通畅性,避免引流管折叠、受压、变形;避免搔抓、体位变化引起伤口处贴膜松脱漏气,发生漏气或堵塞报警时,立即告知医护人员。

2)术后 48~72 小时内严格限制肩关节活动,保持双手叉腰或双前臂放桌上为书写阅读位。

3)注意观察引流管和积液罐里引流液的颜色和量,若出现大量血性液体或黄绿色脓液,需立即告知医生及时处理创面。

4)黏性密封薄膜有一层丙烯酸酯胶黏剂涂层,可能会使皮肤出现水疱或过敏,例如潮红、肿胀、荨麻疹或严重的瘙痒等,如发现有此症状,应及时告知医生处理。

5)主机外不可覆盖衣被,以免影响散热。下床及外出时,要妥善固定引流管,保持主机平放。断开电源不可超过两小时,防止电池没电引起治疗停止。

11. 宝宝“兔唇”是怎么回事

“兔唇”是唇裂的俗称,该病是口腔颌面部常见的先天性畸形,发病率约为 1/1 000。胎儿在宫内第五周以后开始由一些胚胎突起逐渐互相融合形成面部,如未能正常发育便可发生畸形,其中最常见的便是唇腭裂。通常表

现为出生时即存在的唇部或腭部裂开，也可能唇部及腭部同时裂开。导致“兔唇”的危险因素有很多，比如：孕早期的病毒感染、居住环境的辐射及接触有毒化学物质、营养不良、高龄孕妇、吸烟、饮酒、吸毒等，此外家庭遗传因素也会增加患病风险。一般通过孕期B超检查可发现。唇腭裂可影响宝宝的正常吮吸、发音及口腔颌面部外貌等，不同程度的裂隙会造成不同程度的功能障碍。

（1）宝宝“兔唇”严重吗，该怎么治疗

1）唇裂严重程度分型

隐性唇裂：皮肤完整，肌肉断裂。

Ⅰ度唇裂：唇红裂开。

Ⅱ度唇裂：唇红至鼻孔前缘（鼻槛前缘）裂开。

Ⅲ度唇裂：唇红至鼻底（可伴牙槽嵴裂）裂开。

2）腭裂严重程度分型

隐性腭裂：软腭中线肌肉或硬腭部分骨质缺如。

Ⅰ度腭裂：又称软腭裂。为软腭部分或悬雍垂裂开。

Ⅱ度腭裂：软腭及部分硬腭（切牙孔后部）裂开。

单侧Ⅲ度腭裂：悬雍垂至硬腭（切牙孔前部）以至牙槽嵴裂开。

双侧Ⅲ度腭裂：悬雍垂至硬腭（切牙孔前部）以至牙槽嵴裂开。

3）最佳的治疗方法和时机是什么：目前公认的唯一可以治愈的方法是手术修复。国内外的观点都认为该病需要经过一个复杂的系统治疗。序列治疗的步骤为：①出生0~3个月：学习喂养唇腭裂新生儿，提供营养支持确保体重至少达到5 000克或以上，才能耐受手术。②出生3~6个月：为唇裂最佳手术时间。③6个月~2岁：练习发音阶段，为腭裂最佳手术时间。第一颗牙萌出时就诊口腔科练习裂隙侧的牙清洁，耳鼻喉科行中耳功能测定。④3~5岁：作语音评估和腭咽闭合测定，做必要的腭咽成形手术，进行语音治疗、语言训练。⑤6~12岁：继续进行语音治疗、语言训练，口腔颌面外科行牙

齿正畸。可作一期鼻畸形整复治疗，作齿槽嵴裂手术或腭瘘修复。⑥13~20岁：后续牙齿正畸。18岁左右可作正颌外科手术矫正面型，二期鼻畸形矫正等。

（2）唇腭裂宝宝手术治疗前可以正常哺乳吗，该如何喂养：对于单纯轻度唇裂的婴儿通过专业指导多数是可以顺利实现正常哺乳的。以下为手术治疗前喂养的相关注意事项：

1）轻度唇裂的宝宝母乳喂养时可采用坐位、45°角或直立怀抱位，使用交叉摇篮的方式以抱足球或双胞胎抱的姿势哺乳，使唇裂正面朝向乳房的顶部。

2）吸吮时母亲可用手指指腹堵住嘴唇缺损的部分，使口腔形成一个密闭的环境以利于乳汁被吸出。也可以让母亲用手可以支撑宝宝的下巴以稳定下颌，或者支撑乳房使其留在婴儿的口内，避免宝宝吸吮过于费力。

3）唇腭裂程度较重的宝宝，建议使用挤压式奶瓶（唇腭裂专用奶瓶）、硅胶软勺或者滴管喂养。可将母乳挤出放入特殊奶瓶喂养。奶嘴选用质地柔软的乳胶，将奶嘴剪成十字形的开口，也可将奶嘴扎4~5个小孔增加奶汁流速。

4）奶瓶喂养时注意体位及方式：使宝宝以45°的半坐位至90°的坐位斜卧于喂养者怀中，避免横抱，防止吞咽时发生呛咳。奶嘴沿面颊进入放入正常一侧的口内，避免放在裂隙处。

5）当宝宝吃完奶后，家长要及时将宝宝竖起伏于肩部，轻拍其背部，直至打出嗝来。拍嗝后半小时内将宝宝右侧卧位，头部稍抬高，防止呕吐及呛咳。

6）术前3天开始锻炼宝宝用小勺或滴管喂养乳汁或牛奶等流质食物，建立新的饮食习惯，避免术后因饮食方式改变而拒绝进食。

（3）唇腭裂患儿术后就能正常吃奶了吗

1）唇腭裂宝宝术后要严格流食喂养至少3周。所谓流食包括水、牛奶、米汤、无渣果汁等，辅食类如蔬菜、鱼类等可使用破壁机调拌为可流动性食物。

2）术后 1 个月内使用勺子奶瓶或者软勺喂食，并根据宝宝食量及吞咽能力逐渐增加奶量，少量多次。喂奶时通过挤压瓶身控制流速，防止流速过快、奶量过大，以致宝宝来不及吞咽，造成呛咳。禁用吸管和奶嘴，避免宝宝用力吮吸。

3）吃奶过程中，如果宝宝出现烦躁、进食频繁暂停或鼻腔溢奶、频繁眨眼或睁眼等，应立即停止，并竖起拍背，刺激其咳嗽，将奶汁或异物咳出。

4）注意宝宝口腔卫生，餐后漱口，年龄小的宝宝喂食后喂少量清水，防止食物残留伤口，导致伤口愈合不良。

（4）唇腭裂宝宝术后除了喂养方面，还应该注意哪些

1）避免宝宝将手指或玩具放入口中，尽量不要跑跳，以防伤及切口导致伤口裂开。术后 1 个月到门诊复查，根据伤口愈合情况，可逐渐恢复至正常饮食。

2）腭裂的宝宝，术后 1 个月可开始进行语音训练，营造语言发音的环境，引导宝宝发声。家长也可以陪宝宝一起阅读简单的小绘本。

3）日常可做吹气球、泡泡、哨子等腭咽闭合训练。

4）2 岁内每年至少进行语音评估 2 次，之后每年评估一次；6 岁以后，即使没有发现语音异常的唇腭裂患者，每隔 2 年也应筛查一次，直到腺样体稳定，牙齿、颌骨发育完成。

5）定期随访宝宝牙列、咬合及颌面部生长发育情况，完成唇腭裂序列治疗。

12. 宝宝生后不久发现身上长了“红色斑块”，这是血管瘤吗

有的小婴儿在生后不久发现脸上、身上出现红色的特殊印记，一般为鲜紫红色的红斑或红色肿块，这可能是“出厂”前血管零件组装出了点小故障，我们称之为“血管瘤”。

婴幼儿血管瘤是一种由血管内皮细胞的异常增生形成的良性肿瘤，它可以长在身上的任意部位，包括皮肤、骨骼及内脏等。发病原因目前不太明确，发病率不到 2%，女孩约为男孩的 3 倍，大多数出现在头面颈部。这种病变往往在出生后 1 个月左右皮肤出现充血性、擦伤样或血管扩张样斑块，6 个月以内快速增长，6~12 个月增长速度变慢，1 年后有一定消退趋势。小部分婴幼儿血管瘤会完全消失，有的会遗留瘢痕、组织萎缩、赘生皮肤以及皮肤颜色改变等痕迹。不过，仍有相当一部分的婴幼儿血管瘤会伴随终生。

（1）血管瘤是否严重，需要进一步治疗吗：虽然婴幼儿血管瘤有自然消退的特点，但是能否完全消退或消退到哪种程度，却难以判断。血管瘤如影响美观、出血、溃疡、感染、局部压迫，或者伴随卡萨巴赫-梅里特综合征（Kasabach-Merritt syndrome，也称卡梅综合征）、心力衰竭等严重并发症者，需尽早干预。

根据血管瘤病变大小和发生部位，可将血管瘤分为 3 个风险等级，即高风险、中风险和低风险。

（2）血管瘤常见的治疗方法有哪些，该怎么选择：血管瘤的治疗方式有：随访观察、激光、局部注射、口服药物、外用药物、手术等。医生在接诊婴幼儿血管瘤时，会根据每个孩子血管瘤的风险特征，并结合家庭的具体情况，

来选择治疗方法。

1）随访观察：根据血管瘤的情况，听从医生建议，定期来医院检查。适用于低风险血管瘤。

2）激光治疗：主要为脉冲染料激光、光动力治疗。脉冲染料激光可用于治疗消退后残留的毛细血管扩张，还可加速溃疡愈合、减轻疼痛，作为浅表小面积增生期病灶的首选，同时也可以改善消退期血管瘤的外观。

3）局部注射适用于中风险和高风险血管瘤。通过注射药物在瘤体内，破坏血管内皮细胞，使其纤维化闭塞、萎缩，常用药物有聚桂醇、聚多卡醇、无水酒精、平阳霉素或鱼肝油酸钠等。药物注射往往不能根治，需要反复多次进行。对于儿童治疗，为充分保证安全性，医生通常建议麻醉下进行注射。

4）口服药物：适用于中风险和高风险血管瘤。盐酸普萘洛尔是最常用的口服药物，是目前婴幼儿血管瘤的一线用药，一般推荐 1 岁以内的婴儿应用。对于严重的婴幼儿血管瘤病例，需要联合应用糖皮质激素。

5）外用药物：目前国内仍没有大规模应用于临床的外用药安全剂型。部分研究表明，对于低风险和中风险血管瘤，尤其是浅表性的病变，有一定疗效。部分医疗机构通常应用自制的普萘洛尔乳膏，或者噻吗洛尔滴眼液、卡替洛尔滴眼液外敷。

0.5% 马来酸噻吗洛尔滴眼液操作方法：每天 3 次，间隔 6~8 小时/次，将药液滴在脱脂棉或 1~2 层纱布上，使之均匀浸湿，敷于瘤体表面，外面可用保鲜膜包裹，保持湿润状态 5~15 分钟。使用时，尽量避免药液滴入或渗入眼内或生殖道内。

6）手术治疗：手术不是血管瘤的常规选择，主要针对预计消退有限、外观不良的增生期或稳定期血管瘤、寻求美容目的的血管瘤和增生期小病灶等，包括手术切除、介入。

（3）宝宝太小，盐酸普萘洛尔不好喂药怎么办：盐酸普萘洛尔作为治疗血管瘤的一线药物早期应用能够促进病变消退，建议至少服药 6 个月。目前市面上的普萘洛尔口服溶液计量精准，服用方便，口感较佳，但价格昂贵；而片剂相对便宜，但需要每次服用时配制药液，不易精准掌握用量；所以建议家长在选择药物时要综合考虑个人情况。

（4）口服盐酸普萘洛尔需要注意什么：为保证用药安全，通常建议治疗前进行相关的检查，首次服药在住院监测条件下进行，服药具体注意以下几点：

1）用药前：宝宝要进行全面的体格检查，包括血常规、血糖、肝肾功能、心肌酶谱、甲状腺功能、心脏彩超等，排除口服普萘洛尔禁忌证；准确测量体重，监测体温、脉搏、呼吸等。

2）服药时：初始用药剂量一般为每千克体重 1 毫克，每日分 2 次，间隔 12 小时服用，进食中或进食后半小时内服药。服药后将宝宝竖起来拍背，防止药物被吐出；如有呕吐、漏服，不得补服。

3）服药后：注意观察有无恶心呕吐、腹泻、便秘或腹胀以及低血压，心动过缓，嗜睡、精神差、多汗、抽搐等症状，还可能诱发哮喘、支气管痉挛等。

4）如果出现下列情况，应及时减量或暂时停药：

心动过缓：新生儿（<1 月龄）心率低于 120 次/分，婴儿（1~12 月龄）心率低于 100 次/分，1~3 岁幼儿低于 90 次/分。

低血压（收缩压）：新生儿<57mmHg，6 个月婴儿<85mmHg，1 岁幼儿<88mmHg。

5）定期复诊：服药前 3 个月每 4 周复诊一次，3 个月后可 8 周复诊一次，10 个月后可 12 周复诊一次。每次复诊前重新测量宝宝体重，拍照对比瘤体变化。复查血生化及病灶部位彩超，评估不良反应及疗效。服药期间可以正常接种疫苗。

13. 淋巴管瘤是“肿瘤”吗

很多家长听到“瘤”这个字，往往吓得大惊失色，实际上，淋巴管瘤，虽然有一个“瘤”字，但却不是真正意义的肿瘤，那它到底是什么呢？

淋巴管瘤实际上是淋巴管的瘤样畸形，是由于淋巴管畸形导致的良性错构瘤，其内部含有淋巴液，血液等成分。虽然是良性病变，但是其不会自行消退，并且随着时间的推移，它会持续性增大并侵犯周围的邻近组织。

（1）脖子上的“包”，是淋巴管瘤吗：淋巴管遍布于身体各个部位，因此，淋巴管瘤也一样可以出现在身体具有淋巴管网的任何部位，约 75% 病变发生在头、颈部，其次为腋窝、纵隔及四肢。该病 50% 患者出生时发现，其余多在 2 岁前被发现。

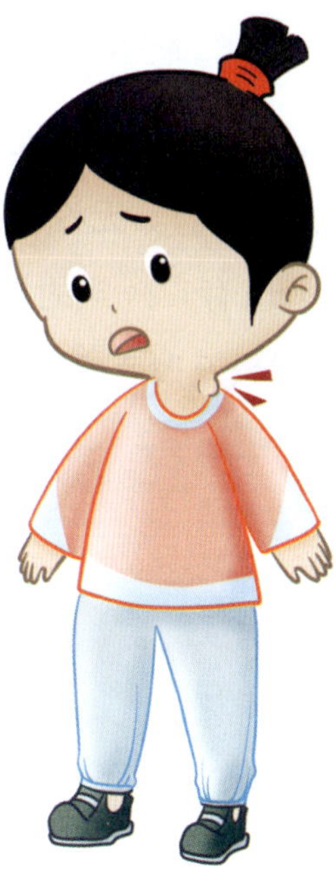

位于身体表面的淋巴管瘤，表现为局限性的包块，质地柔软，无痛痒感觉，触摸起来，就像是摸着一个小水球，而位于体腔内的淋巴管瘤，往往是体检时无意间发现，抑或是出现了肠梗阻、腹痛等症状通过B超检查得知。

（2）除了像“水囊”一样的肿块，淋巴管瘤还会出现什么严重的症状吗

1）存在于特殊部位的淋巴管瘤，可引起明显的压迫症状，进而演变为急危重症。比如舌根以及颈部的淋巴管瘤，可因其压迫而出现吞咽困难或窒息的情况，及时发现可行气管插管或者气管切开缓解窒息，严重者可导致死亡。

2）淋巴管瘤通常生长缓慢，但在遭受创伤、感染及发生囊内出血或不适当治疗后，常突然增大，质地由柔软变为质韧，伴随疼痛感，这时候就需要及时就诊。

（3）淋巴管瘤该如何治疗呢：淋巴管畸形的治疗方法包括手术切除，激光治疗，硬化剂注射，口服药物治疗等，但尚无一种方法可以治疗所有类型的淋巴管瘤。儿童淋巴管瘤分为巨囊型、微囊型和混合型三种类型。巨囊型一般穿刺抽液硬化治疗，效果确切，部分可完全消除，无须手术切除。微囊型硬化治疗效果差，复发率高，一般须手术切除。混合型可尝试硬化治疗，待瘤体缩小后行手术切除。具体治疗方案可咨询烧伤整形科门诊医生。

（4）淋巴管瘤治疗后还会复发吗：无论何处的淋巴管瘤，因为其发生原因是淋巴管的畸形导致，因此，存在一定的复发率。早期就诊，在病变相对较小、没有侵犯周围组织的时候及时手术干预，是预防其复发的关键因素之一。